# PUZZLES

# FOR

# THIRD GRADE

## 80 Large Print Word Search Puzzles

**KALMAN TOTH M.A. M.PHIL.**

# PUZZLES FOR THIRD GRADE

COPYRIGHT ©2017 BY KALMAN TOTH

ISBN-13: 978-1974176496

ISBN-10: 1974176495

# INSTRUCTIONS

Words are hidden in the 16x16 random letter matrix horizontally, vertically & diagonally with spelling forward and backward. When you find a word, circle it in the matrix and checkmark it on the list. When finished, write down the time required to solve. Have fun! Live life to the fullest!

See HOW TO SOLVE WORD SEARCH PUZZLES at the end of the book.

## WARNING AND DISCLAIMER

# Word Search Puzzle 1.

```
L N I Z W E C O Q G L A D E B B
R E L E A N K Z G A G H O S T L
A H R T E O E J N O U N P R N A
N C Z A S H H B Y Q M R A T S N
S T C M B A T W E L V E U C Z A
L I D N R L C O N S I S T C E C
N K T I T E I L U H S I O N Z Y
Z E G O O L D M I C H I N L T P
R J P A O S V I P P K V S A H L
Z A T J F C A V P F Y H I U G A
S J V G M D K J L S M T E S I I
H N E T T I K H C U A L T U L N
E M D S E B O R D E R A H I D N
E U Z F U N T I L V A E G S D T
T M E Z S W E H C C R T S Q I C
J Z B Y Y F K A E P F S L Z Q F
```

| | | | |
|---|---|---|---|
| ☐ BLIMP | ☐ BORDER | ☐ CANAL | ☐ CHEWS |
| ☐ CHIN | ☐ CLIP | ☐ CONSIST | ☐ DITTY |
| ☐ FISH | ☐ FOOT | ☐ GHOST | ☐ GLADE |
| ☐ HONE | ☐ INMATE | ☐ KITCHEN | ☐ KITTEN |
| ☐ LIGHT | ☐ NOUN | ☐ PEAK | ☐ PLAIN |
| ☐ SHEET | ☐ SNARL | ☐ SOAP | ☐ SPIDER |
| ☐ STEAL | ☐ TWELVE | ☐ UNTIL | ☐ USUAL |

# Word Search Puzzle 2.

```
Y  J  S  Z  T  E  C  G  S  E  N  F  M  T  Z  Q
T  D  D  G  W  N  U  N  O  L  U  S  G  O  G  C
N  E  E  Q  C  U  F  G  R  E  R  N  R  L  C  E
A  P  T  T  O  T  U  K  D  V  S  S  V  B  B  A
L  M  Q  I  E  C  I  U  I  E  E  L  F  W  E  H
P  A  J  Y  P  S  H  E  D  N  S  E  W  S  T  Q
Q  T  R  R  T  S  T  E  S  Z  R  S  V  W  T  S
A  S  O  I  L  N  L  T  S  U  J  M  P  E  E  C
C  D  A  A  C  C  L  Z  N  S  D  A  Q  G  R  F
O  E  C  P  R  W  E  L  T  E  L  D  I  Z  J  U
U  N  H  P  A  H  W  M  H  E  D  A  N  I  H  R
R  R  J  P  N  O  D  T  I  T  S  F  U  Q  A  T
S  U  B  O  E  S  V  D  S  N  D  O  E  Q  U  H
E  B  P  E  D  E  C  R  I  U  T  R  O  E  E  E
S  H  B  M  P  W  K  A  F  H  G  T  T  H  D  R
Z  J  G  J  F  Y  U  W  E  K  J  E  M  K  C  V
```

| | | | |
|---|---|---|---|
| ☐ BETTER | ☐ BLOT | ☐ BURNED | ☐ CHESS |
| ☐ CHOOSE | ☐ COURSE | ☐ CRANED | ☐ DAMSEL |
| ☐ DENT | ☐ DETEST | ☐ DWELL | ☐ ELEVEN |
| ☐ EQUAL | ☐ FEED | ☐ FURTHER | ☐ HUNT |
| ☐ NURSES | ☐ PAIR | ☐ PLANT | ☐ POEM |
| ☐ ROACH | ☐ SORDID | ☐ SPITE | ☐ STAMP |
| ☐ THIS | ☐ TUNE | ☐ WARD | ☐ WHOSE |

# Word Search Puzzle 3.

```
U E L B I B J Y H I E V U R F F
H B P N G H N G F V R L R E H Q
I A S C I N I L C I O L Z S S W
K F N C E D I S N I T D P P U S
T I A G F A T A L Z S O L I R S
R Y R L I T Z L L D L I B R H E
E S E Y K N E W I I Z U E E T L
P E H S G W G V C Q I D R M T O
O O T I S A L E L W E O R H C P
R T I Z F Y F H R E J A Y G B D
T R E E L O R S I A V T J U R I
D G W C R D E F I L E M N O A B
I E D K K C U L B W B E G R I T
O Z S R M R O B E N E A J H N U
V U Y S G R A V Y V Q L U T Z O
A Z Z A T H G I E V R U Z P J S
```

| ☐ AVOID | ☐ BERRY | ☐ BIBLE | ☐ BRAIN |
| --- | --- | --- | --- |
| ☐ CLINIC | ☐ DEFILE | ☐ EIGHT | ☐ EITHER |
| ☐ FATAL | ☐ FORKS | ☐ GRAVY | ☐ HANGING |
| ☐ INSIDE | ☐ LUCK | ☐ OATMEAL | ☐ OUTBID |
| ☐ POLES | ☐ POLICE | ☐ REPORT | ☐ RESPIRE |
| ☐ ROBE | ☐ SIZE | ☐ STORE | ☐ THROUGH |
| ☐ THRUSH | ☐ TOES | ☐ VELVET | ☐ YAWN |

# Word Search Puzzle 4.

```
J T Z G Q D B V S I L E N C E D
B U Z E D O D D B O E K D J S Z
P E D J L R U F O F L Q K O A T
O I A E K E E H C Z F H L S R P
H F U S E T L R T W F V Q R E M
C Z N Z T L I N E X A C T A X O
H Z C H V K P P T V B B S C A S
J B O U L R C R S E U W O Y C P
Z P R J S U R I U F O P F B T I
J B K S S L E W T P L P A E S L
M E D Y E E T S H S S O N A T M
P L L A R R T R F B R K W M V F
U B U W D P U C U F B E S U V J
E A O L D P B L Z I I W G A S D
H T W A H R E T A C Z D S A J Q
Z Q K B Z D I L A W B I N W W B
```

| | | | |
|---|---|---|---|
| ☐ ALWAYS | ☐ ASKS | ☐ BAFFLE | ☐ BEAM |
| ☐ BEAST | ☐ BUTTER | ☐ CATER | ☐ CHEEK |
| ☐ CHOP | ☐ DRESS | ☐ ERASE | ☐ EXACT |
| ☐ FLOW | ☐ FURL | ☐ INEXACT | ☐ JUDE |
| ☐ LIPS | ☐ PURPLE | ☐ RACY | ☐ RULER |
| ☐ SILENCE | ☐ SOFA | ☐ SPIT | ☐ STICK |
| ☐ TABLE | ☐ UNCORK | ☐ WAGER | ☐ WOULD |

# Word Search Puzzle 5.

```
E K V A I O E S S W A L Z N R F
I D A E H Z O F I E F E J T N T
F Y R Z Y O D N N L L T H N S O
Y L E E K N T A N C M T Z E D E
G P M L F T F W E O T U D M A D
Q E C E B O O S T M I C V O O T
Q R H I J B L A R E G E D M L E
Y C A O Z G A K S Z E A F L G E
T J S Z E H V R S T R L I K E R
S Z E M K U H Z O E U P K F R T
R W P H A N A S V U D D R S Y S
I Z A A C G V E B D T E O Y E H
H C C Z N R E L H E J D I C Q C
T W S S A Y P K Z E L A O R K A
N L E M P Q P A D D L E M O F E
H T S A C T U O E M A C V Z R R
```

| | | | |
|---|---|---|---|
| ☐ CAME | ☐ CHASE | ☐ DEED | ☐ DOCK |
| ☐ ESCAPE | ☐ FOLKS | ☐ FRIED | ☐ HAVE |
| ☐ HEAD | ☐ HUNGRY | ☐ LETTUCE | ☐ LIKE |
| ☐ LOAD | ☐ MOMENT | ☐ OUTCAST | ☐ OUTDOOR |
| ☐ PADDLE | ☐ PANCAKE | ☐ RABBLE | ☐ REACH |
| ☐ REPLY | ☐ STREET | ☐ SWAN | ☐ TENNIS |
| ☐ THIRSTY | ☐ TIGER | ☐ TOAST | ☐ WELCOME |

# Word Search Puzzle 6.

```
F U D I K C E X C I T E D S C O
P Q E B L H S A L P K O O Q H G
E A G S O R D D O S I T B U I R
V M Y F U G B T I W F T R D D E
A M P M O A B P E E L T R B U Y
S Z Z Y E G C F Z U M W D P S D
P U O R G N G Q K Y Y V R Z H R
G E E F M C T Y U Z F R E E I A
L X L A Z M E A C E H P A Z V L
O P B M L G L B X R N I D A E U
B I O I R F U A U I A C D O R I
E R W L Q E M S P R E C H A G G
R E G Y C M C H U T E P K P Q N
A M A L S G U I L T H A T E K I
L K I Z U A H S L N J V P B D O
V C B R A B D V W Q Q D Z Y I G
```

| | | | |
|---|---|---|---|
| ☐ BARB | ☐ CAUSE | ☐ CHUTE | ☐ CRACKED |
| ☐ DREAD | ☐ ELBOW | ☐ EXCITED | ☐ EXPIRE |
| ☐ FAMILY | ☐ FOGGY | ☐ FREE | ☐ GLOBE |
| ☐ GOING | ☐ GREY | ☐ GROUP | ☐ GUILT |
| ☐ HATE | ☐ HURT | ☐ LARD | ☐ MULE |
| ☐ PAYMENT | ☐ PEEL | ☐ PLASH | ☐ QUENCH |
| ☐ SAVE | ☐ SHIVER | ☐ SLAM | ☐ TAXI |

# Word Search Puzzle 7.

```
S Y N I W M P Q A H K C O J Q I
B U H N Z E T B S W K Q S T V M
P L N A N A J Z B E E H K E T G
L K A N T L E R D N V I U L V R
E S U D Y R Q V V K A P O L B A
A S Y N E S E N T C H W H E N N
S E C O R Y Y D Z I B Y E R L D
E L E M Q V T M L P Z T R O H N
G B L R K S R L R M V R O M T B
L I E E J K E Q C O F O F A A E
A S R S H O A L G R T P E T E V
G E Y M H G T D I H A S B H H O
E V I C W R E V I L E G Z L S L
W E A R B E Z B P R F Z G Q M C
I R D E B Y Y M C H I L I Y Q G
K F F H C R O P S W S E N D J J
```

| | | | |
|---|---|---|---|
| ☐ BEFORE | ☐ BLADE | ☐ BLESS | ☐ CELERY |
| ☐ CHILI | ☐ CLOVE | ☐ CRAGGY | ☐ GRAND |
| ☐ HATRED | ☐ KNEW | ☐ MATH | ☐ MEAL |
| ☐ PLEASE | ☐ PORCH | ☐ PORT | ☐ REVILE |
| ☐ SEND | ☐ SENT | ☐ SERMON | ☐ SEVER |
| ☐ SHEATH | ☐ STORMY | ☐ SUNNY | ☐ TELLER |
| ☐ TREAT | ☐ UPHILL | ☐ WHEN | ☐ ZEBRA |

# Word Search Puzzle 8.

```
Z S D L O G D R R L V G D A Z F
O R P Z R C U W H T Q S Y S I E
W B E F J H R O I O N U L C E Z
H I M P R S I L K C F B E R C F
O L W A P O N L E P O U T I I G
L L Z R E I G E D P M R A B M Y
E E S D H R H Y A A W B L Q I L
L T I K V B D S T E O U U R T W
L C S N E T F O E N V I S I T Z
I I A U Z M A Q D V E L O L F H
W S B M V Y C E V G R W C J R Z
Q U E M E N O Y N A Z A T R E T
J M Z Y T R I D M B Z K C Z E K
F N A T N E T O P L I O I K D C
S A E S K H V C O E T Q U S M Y
C R U E D A M A O J H B U S S P
```

| | | | |
|---|---|---|---|
| ☐ ANYONE | ☐ BASIS | ☐ BILLET | ☐ CARVE |
| ☐ CRIB | ☐ DIRTY | ☐ DREAM | ☐ DURING |
| ☐ FREED | ☐ FROG | ☐ GABLE | ☐ GOLD |
| ☐ HIKED | ☐ KISS | ☐ LATELY | ☐ MADE |
| ☐ MICE | ☐ MUSIC | ☐ OFTEN | ☐ POTENT |
| ☐ SEAS | ☐ SHIPPER | ☐ SUBURB | ☐ TWENTY |
| ☐ VISIT | ☐ WHOLE | ☐ WILL | ☐ YELLOW |

# Word Search Puzzle 9.

```
N S G Q S U O M A F D Q Z E K D
D E L P O L F B H Y E T Z O M I
R E R B H U P D A T E N S S N B
A K Y A D N I W Y A G U T H U R
O Z T B U U W J M G H A Y O M O
B M R B D Q S J Z P Y W L W E F
P E R O H O S E F I N D I A R K
Y C L H U G O Y D E K N S F A U
D I P D N Z S G D I K T H Z L S
K V M Q G T Z E Z E S W A N T D
U D E C P O D U S O L E E C Q A
P A P A Q L N G G G N K B O F U
C Y B V L I I R R K M E C V W Q
B T M E Z P H A H F I T T U V S
I E J L E S S P B A S I C R B A
O E G Z L E V I W S C L O S E D
```

| | | | |
|---|---|---|---|
| ☐ ADVICE | ☐ ARGUE | ☐ AUNT | ☐ BASIC |
| ☐ BESIDES | ☐ BOARD | ☐ BUCKLE | ☐ CAVE |
| ☐ CLOSE | ☐ FAMOUS | ☐ FIND | ☐ FLOP |
| ☐ FORBID | ☐ GOODBYE | ☐ HIND | ☐ HUNG |
| ☐ LESS | ☐ NUMERAL | ☐ PILOT | ☐ SHOW |
| ☐ SQUAD | ☐ SQUARE | ☐ STYLISH | ☐ SWIVEL |
| ☐ UPDATE | ☐ WANT | ☐ WIND | ☐ ZONE |

# Word Search Puzzle 10.

```
T O R T W J Z R A G W G Y S Z F
I W S E L B U O D P H Q N W V Q
G E O S A G U S T U F F E Y T J
U I C L A J F Y E F U J E U B T
E V T E S L L Y K A I C T F L O
C Y L A H T Z Q J T I L F R E F
I M U N I E I F M H P I I N E W
O L D O S K I B D E F N F I H E
V L A I B C W G A R Y G K A W V
N A P S T A H R H H A B C P F R
E E V Y B R P L U T R M I L W E
V L B P T H E B C C T O T Y O D
I F I W O L L I P N A W P U R I
M J K C Y I G Y S O R Q A E K L
L J S V H U B U N T P E T F F S
V T M Z W I N E H Q U I T U T P
```

- ☐ ADULT
- ☐ BUNT
- ☐ CLING
- ☐ DOUBLE
- ☐ FATHER
- ☐ FIFTEEN
- ☐ FLEA
- ☐ HABIT
- ☐ HEIGHT
- ☐ LASSO
- ☐ NOISY
- ☐ PAIN
- ☐ PILLOW
- ☐ QUIT
- ☐ RACKET
- ☐ ROPE
- ☐ ROSY
- ☐ SLIDE
- ☐ SLOW
- ☐ STUFF
- ☐ TRAY
- ☐ TROT
- ☐ VIEW
- ☐ VOICE
- ☐ WAFT
- ☐ WHEEL
- ☐ WINE
- ☐ WORK

# Word Search Puzzle 11.

```
Q E S R E H W G R A I N U P N H
N Y Z Q L A S Q E Z Z A V N D U
D U O O R J E S A E T P Y A U M
O W A U R G Q Z W E L F L L M P
L Z L P R F C G N U M B E R P F
L N R V A R E L I P L A B E L Z
Z O A E U P I D N C G R N K U V
Y N N G G U L S I F R T Y C B Z
S K G L F L A A E H Z O E U Y K
E T E H P H I L V F J D Z T A S
N I T S L J C Z L I N A C S Z E
E G Z I U M A R E M R Y A N Q A
O G P F P P E V O B Z Y M U K L
F L H L E U N L O A D Q A O M Y
C E I E Y N O P E N J P H R R P
J J G S H B J Z F O T I R E F F
```

| | | | |
|---|---|---|---|
| ☐ DOLL | ☐ DUMP | ☐ FLEW | ☐ FRAY |
| ☐ FROM | ☐ FROZE | ☐ GRAIN | ☐ HERS |
| ☐ HIDE | ☐ HUMP | ☐ LABEL | ☐ MARE |
| ☐ NUMBER | ☐ OPEN | ☐ PAPA | ☐ PILE |
| ☐ PULP | ☐ RANGE | ☐ RISE | ☐ RIVAL |
| ☐ SEAL | ☐ SELFISH | ☐ TEASE | ☐ TIRE |
| ☐ TODAY | ☐ UNLOAD | ☐ UNSTUCK | ☐ YOUR |

# Word Search Puzzle 12.

```
F  E  F  I  H  R  B  C  D  B  O  N  Y  G  F  T
L  L  W  P  W  I  R  E  U  C  G  U  V  Z  I  R
U  T  P  Y  S  F  M  Z  L  M  A  S  B  J  F  A
T  E  H  L  L  A  F  W  Y  N  M  I  E  N  G  P
E  E  T  V  L  T  V  V  D  M  H  K  P  L  C  A
E  B  E  P  R  I  E  T  P  T  S  S  I  O  O  P
P  Y  E  I  K  T  U  E  S  K  W  C  W  H  M  L
Q  L  T  A  M  R  Y  T  L  Z  E  Z  R  Z  P  U
F  L  D  N  S  A  O  R  Z  F  A  U  E  T  O  Y
A  U  C  I  D  M  W  A  T  W  T  K  N  W  S  D
R  G  K  S  T  M  W  P  W  I  R  J  O  I  E  U
C  S  R  T  I  Z  E  Z  T  P  N  O  N  N  Q  O
E  D  R  N  P  E  I  Y  Y  Q  G  N  E  B  L
R  D  E  E  O  F  P  Y  R  P  S  H  E  G  O  C
J  U  C  I  H  F  A  C  N  F  O  R  T  J  Q  F
F  T  H  G  I  L  S  E  Z  K  Q  Q  Q  Y  L  Z
```

- ☐ APART
- ☐ BEETLE
- ☐ BONY
- ☐ CLOUDY
- ☐ COMPOSE
- ☐ DULY
- ☐ FALL
- ☐ FARCE
- ☐ FLEET
- ☐ FLUTE
- ☐ FORT
- ☐ GULLY
- ☐ MIRE
- ☐ NONE
- ☐ PART
- ☐ PIANIST
- ☐ SKIS
- ☐ SLIGHT
- ☐ SPRY
- ☐ SWEAT
- ☐ TEETH
- ☐ TINGE
- ☐ TRAM
- ☐ TWINE
- ☐ WEEP
- ☐ WIPE
- ☐ WIRE
- ☐ WRONG

# Word Search Puzzle 13.

```
M A V E K I N M Y D A P Z D O Z
E G P N I U R F O R G E T M R W
H F L E S T I R E C E I V E V G
T N L I B E M N E K I B H J J W
D L O H N L W I E L I F E M M B
G A M L I R A D I O W R I T E K
M U B Z O Y S N R R E N U C L H
L S Q E C M F T K R I V E T B C
O U C S Y A W O A R W Z J F O N
S N H P O Z N Q R N A M Q E R I
E U A A Y B K A B E D N T Y P P
Z N I H C N E R W C I Y C O I T
S A N R P A N B S D S G N H L J
Z G P E S P I H D Q W G N A W J
B E P P K K I L L B K I S O M R
I B N O C A B Z D W S A Z T J N
```

| | | | |
|---|---|---|---|
| ☐ BACON | ☐ BEGAN | ☐ BIKE | ☐ BLANK |
| ☐ CHAIN | ☐ COIN | ☐ FOREIGN | ☐ FORGET |
| ☐ HIPS | ☐ HOLD | ☐ ITSELF | ☐ KILL |
| ☐ LIFE | ☐ LOSE | ☐ MANY | ☐ PERHAPS |
| ☐ PINCH | ☐ PROBLEM | ☐ RADIO | ☐ RANCH |
| ☐ RECEIVE | ☐ RIVET | ☐ RUIN | ☐ STAND |
| ☐ THEM | ☐ UNUSUAL | ☐ WRENCH | ☐ WRITE |

# Word Search Puzzle 14.

```
K N N O S P E T S Y K M R F H D
U O S U P E L T W R N Y U E F I
Z S H L T Y S H A M E G R O W H
T I B R E T A T S L W O R R Y W
U R F E E E I G G F U D L W H A
N P L A S T K K N U J N A O O T
A J A G C E R T P V S U D R P E
B L N N M E T A H E W F D H I R
L Z K B W N R P C E F Z E T N I
E K G L O O E V A E F T R Z G N
W W E O D M T G M L K T Z R T G
P F Z V A W T V O C C C K M F I
G J Z E H R A F U L B T O O W N
F P M H S B T T N S R T A S V G
E C P H W E N R T W Z I Z H C J
Z K G J K U S P L A S H U P C G
```

☐AMOUNT ☐BESET ☐CHAT ☐CLAP

☐FLANK ☐GROW ☐HOPING ☐JUNK

☐LADDER ☐LOVE ☐PELT ☐PRISON

☐RETRACE ☐RINGING ☐SHADOW ☐SHAME

☐SLEEK ☐SOCK ☐SPLASH ☐STATE

☐STEPSON ☐TATTER ☐TEEN ☐THEFT

☐THROW ☐UNABLE ☐WATER ☐WORRY

# Word Search Puzzle 15.

```
A E L M L J R M E A C R O S S D
K J L A D A E H R I S S U E N B
N V F B U V F L E H W I D T H W
I D E S A V F W H Z Z W C I V O
L F R K E F O M W W A S O W K L
B H K Z R K N G M Q N E N E Q P
O V M T E I A G Z D H M F L V G
F W Z M D O S H N S C A I P Y D
Z Z U B L U Z I S I T L D A S P
K E D T E K U E N T R B E M P I
A X T O F G Q M O C U P Y Z A C
B C Z T D L C F D P E P S D R T
M U D A M R O U Y L U S O P K U
A S Z L B O O D S E V E N R L R
L E Z H V Y L W G L O B M T R E
E V O M V E D T E A R F U L C N
```

- [ ] ACROSS
- [ ] BLAME
- [ ] BLINK
- [ ] BUZZ
- [ ] CONFIDE
- [ ] COOL
- [ ] ELDER
- [ ] EXCUSE
- [ ] FABLE
- [ ] GLOB
- [ ] ISSUE
- [ ] LAMB
- [ ] MAPLE
- [ ] MOVE
- [ ] OFFER
- [ ] PICTURE
- [ ] PLOW
- [ ] SEVEN
- [ ] SHAKE
- [ ] SINCE
- [ ] SPARK
- [ ] SPRING
- [ ] STUPOR
- [ ] TEARFUL
- [ ] TOTAL
- [ ] VASE
- [ ] WHERE
- [ ] WIDTH

# Word Search Puzzle 16.

```
P H D Q T P R U U N T I E C O M
F U S D Y L O T H I N K Q T K J
U L R P E B U N B E G Z H C E F
C D U E E S T M R S D Z S W L N
E N S S T R E Z E N U E A I F D
L Y H O S S R A I C E U N F E
T P U P S P I O D A H L C T U S
N P D E W C R S N M E P E E R I
E C D E H O Z Z E M J R N G
G K E P C N E V V Y K I V Q F N
E O R E T T B Z G I S S O E H M
R R E Z A A S Z T A D R A Y S E
O N F G R I T O W N N E A U T T
T L A D C N G E K E R F N E K I
O B S G S J K I T E A V Q M B H
M P M U L W Z P B U B C Z B P W
```

BARN   BEAR   BREAD   CHEEKS

CONTAIN   DESIGN   FLUSH   GENTLE

KITE   LUMP   MAIN   MOTOR

PEEP   PERSON   PROVIDE   ROUTE

RUFFLE   SAFE   SAUCE   SCRATCH

SHUDDER   SIMPLE   SISTER   THINK

TOWN   UNTIE   WHITE   WINTER

# Word Search Puzzle 17.

```
D I M N C M M R M A N A G E W T
W P M U P U B A N K P H D T Z O
Y E K G Y N C A T T L E O Q N I
T P M E U R T S U R F A C E Z H
I N E E W Y Z M S L F L U K E K
C K H R R O S Z G N N T C Z K E
C B G T G P L K W E Z H H H C T
P M A R C L U L A F U Y C A H O
D L B C Z L U S O B F V I S O N
D J H A S U C H E H L W H T I I
R U R U K P R W F T H O W Y C G
O R I E W W S V M E U T N T E H
C E P C L U T J I D O C R D L T
E D E A S H R U G A S V P I U R
R N N R Q D R P W H K J T W K R
N U T T S I W O W S N Z U P C S
```

| | | | |
|---|---|---|---|
| ☐ BANK | ☐ BLOND | ☐ CATTLE | ☐ CHOICE |
| ☐ CITY | ☐ CRAMP | ☐ CUTE | ☐ FLUKE |
| ☐ GUYS | ☐ HASTY | ☐ HEALTHY | ☐ HOLLOW |
| ☐ MANAGE | ☐ PULL | ☐ PUMP | ☐ RECORD |
| ☐ RIPEN | ☐ SHADE | ☐ SHRUG | ☐ SKIRT |
| ☐ SUCH | ☐ SUPREME | ☐ SURFACE | ☐ TONIGHT |
| ☐ TRACE | ☐ TREE | ☐ UNDER | ☐ WHICH |

# Word Search Puzzle 18.

A J C A F V H H Q C Q B E Y Z S
A K B Y R R A C R I F Z H N J Q
V P C R H W D G O T O S I N K H
L N R I A I O M V C U G Z E K H
Y S O E U G D Q E E N N F P D O
W F Q U S Q N U K H D A Z B P L
D G I J R S H O P O W F J J L L
N R O V R E F A B D R L U D D P
E L T S P Y V E I L Z Z M E E G
T L W T F A K M T R E H P X L U
N U R R B R H O S D C O E I B I
I D K A U T V C E Z N U D M U L
D Q T N R S M N F S G I T T R D
W T A G S C H I L Z F Q H I R M
K W E E T G I W T E S A L E Z L
D A H I S G T Y B U L C K F B S

| ☐ BEHIND | ☐ BLED | ☐ BRAG | ☐ BURST |
| ☐ CARRY | ☐ CLUB | ☐ DULL | ☐ FANG |
| ☐ FERVOR | ☐ FOUND | ☐ GUILD | ☐ HAIRCUT |
| ☐ HEAT | ☐ HECTIC | ☐ INCOME | ☐ INTEND |
| ☐ JUMPED | ☐ MIXED | ☐ NOBLE | ☐ PENNY |
| ☐ PRESS | ☐ QUICK | ☐ ROVE | ☐ SALE |
| ☐ SINK | ☐ STRANGE | ☐ STRAY | ☐ TWIG |

# Word Search Puzzle 19.

```
G Z O S D N I W E C Z F U H U D
J Z T O A C E L L A R Y N A T L
H E F M A L C L M C R A S H F U
R H G L D I H B O Z C Q Z Z J E
D C L A O E L H O I H T A D K L
J N H Q C C T V B M E S R T W P
M U P Z W H K R U D A E B S E M
O L R O N Z S N E E T R A O V A
S B E S E W I U E T V O R R I X
S A V Z V A L I H Y T F G E L E
O U E R E R C Q G N S U E G C W
L T N T N M U W O C E C M N R O
B H T E T C L I M B G C A U Q L
T O N H R S K U M I L K I L J L
Y R T B S S K C O S Z J B N E A
R J P W R I K G L O S S M G S I
```

| | | | |
|---|---|---|---|
| ☐ ALLOW | ☐ AUTHOR | ☐ BARGE | ☐ BLOSSOM |
| ☐ BOOM | ☐ CAGE | ☐ CELLAR | ☐ CHEAT |
| ☐ CLAM | ☐ CLIMB | ☐ CRASH | ☐ EVENT |
| ☐ EVIL | ☐ EXAMPLE | ☐ FLOCK | ☐ FOREST |
| ☐ GLOSS | ☐ HUSH | ☐ LUNCH | ☐ MILK |
| ☐ MUTTER | ☐ NICE | ☐ PREVENT | ☐ SCALE |
| ☐ SOCKS | ☐ SORE | ☐ WARM | ☐ WINDS |

# Word Search Puzzle 20.

```
S D H O T U A T H L O I Z Z L A
E Z R N M W O D I W V A A N Y N
C D S A P A I L G G W R H N C N
S I I P H E H R A T E O O N E O
L B V T O S V Z T M H S O F V Y
R H Z E M T P T G F I E E J D G
I E T B N R E L S B E P P M T D
G B P U V S P G U K P D Z K Y P
Y E A C I E N E R R G B V S D U
O L N Z I L O U E A G D S A O Z
G L T Y A W A M J B T E Q W I Z
R Y Z U B U L L Z H E R I I R L
A C Z O S W F C F C B K E U E E
F A T E K S A B I N Q Z A D P U
T Y B I H C T A C U I K Y C R H
J F E C R A C S S B W V T R Z O
```

- [ ] ANNOY
- [ ] AROSE
- [ ] AUTO
- [ ] AWAY
- [ ] BASKET
- [ ] BEEP
- [ ] BELLY
- [ ] BISON
- [ ] BULL
- [ ] BUNCH
- [ ] CAKE
- [ ] CATCH
- [ ] CUBE
- [ ] EDIT
- [ ] GIRLS
- [ ] GRAFT
- [ ] HARD
- [ ] ORDER
- [ ] PAIL
- [ ] PANT
- [ ] PERIOD
- [ ] PUZZLE
- [ ] RATE
- [ ] SCARCE
- [ ] SPLURGE
- [ ] SPOT
- [ ] TARGET
- [ ] WIDOW

# Word Search Puzzle 21.

```
S  J  G  Q  N  L  M  F  N  B  K  C  Z  Z  U  P
T  S  E  Z  G  A  M  Q  I  L  L  R  I  Z  Z  A
O  F  P  S  Q  C  V  B  F  A  Y  W  N  K  Z  W
O  L  I  O  R  K  I  K  T  C  L  I  F  F  S  H
D  D  Q  D  R  E  O  S  N  B  W  S  M  Z  T  I
C  J  L  S  D  T  V  N  K  K  C  Z  A  B  R  L
R  E  L  F  N  L  R  T  C  R  L  I  M  E  A  E
O  E  I  R  A  T  E  E  E  Q  L  K  O  H  P  W
P  P  R  E  T  D  J  W  H  D  Z  B  N  A  S  W
W  E  H  S  C  C  V  G  C  T  V  N  G  V  U  O
L  T  T  H  E  F  R  O  S  T  O  D  Y  E  R  R
T  A  Y  P  S  F  T  F  S  M  F  M  R  R  Y  B
U  M  B  Q  N  F  S  Q  W  O  O  T  Q  O  U  P
C  H  S  B  I  Q  E  B  O  I  O  P  N  D  P  S
Y  L  I  A  D  N  V  L  C  Z  D  D  H  I  O  S
A  F  S  W  A  Z  C  H  U  R  N  U  H  T  M  M
```

| | | | |
|---|---|---|---|
| ☐ AMONG | ☐ AWHILE | ☐ BEHAVE | ☐ BROW |
| ☐ CHECK | ☐ CHURN | ☐ CLIFF | ☐ COWS |
| ☐ CROP | ☐ DAILY | ☐ DROP | ☐ FIDDLE |
| ☐ FOOD | ☐ FRESH | ☐ FROST | ☐ INSECT |
| ☐ JEEP | ☐ LACK | ☐ MATE | ☐ MINT |
| ☐ MOTHER | ☐ SCREW | ☐ SPORT | ☐ STOOD |
| ☐ STRAP | ☐ THRILL | ☐ VERSE | ☐ VEST |

# Word Search Puzzle 22.

C J U G M K L E E F C O R D V V
H P Y K C U L N U Z C J Q Z J L
E C A L S M A R T T L A C B L U
R N R R W O N H P H L A L R R F
R T M A T O V F Y T A Q O A U E
Y N K T M N B V C V R J T N H R
F I L U C D E O Y D I Q H D F A
K A K Z N H L R R S P O E D R C
G P C Z Q C C U V U S R S O A O
G Z Q M G Q N W O S L A G W C E
N N K C I K A I U C H E M N S T
R T H S U G G P D O S A L C C U
E C N H T S T O P S A S L E R N
D R Y Z E K A M I G L V C L U I
O R E T F A R D Z V C E M A D M
M S D F F W O R T H C H N R B Q

| | | | |
|---|---|---|---|
| ☐ AFTER | ☐ BOWL | ☐ BRAND | ☐ CAREFUL |
| ☐ CHERRY | ☐ CLASH | ☐ CLOTHES | ☐ CORD |
| ☐ COULD | ☐ CRAM | ☐ DOWN | ☐ FEEL |
| ☐ GUSH | ☐ KICK | ☐ MAKE | ☐ MINUTE |
| ☐ MODERN | ☐ PAINT | ☐ PARTNER | ☐ RULE |
| ☐ SCAB | ☐ SCARF | ☐ SHALL | ☐ SMART |
| ☐ SPIRAL | ☐ SPOTS | ☐ UNLUCKY | ☐ WORTH |

# Word Search Puzzle 23.

```
T B O Y B N S U I F Z P N B V V
T H I T A A U L G N I K R L I R
S F R R N L I N Z L I O N Y S P
H R D O D C N E S L E R M R O T
O E O M A S E S C Z I K L F R U
P P Q A E T G V B Z N C I L H K
A O I V S M E R A G E A F E I O
Y R E M E Z B M I B I S B B Q O
W P Q E F B I E I N D P B G N C
A Q M L O C O Y R L G L O W E S
V Y G G T P O I N T K F O C D K
V A S N N Z Z J M J T I N C I U
Y R Y I E Z S T A L F P N S S M
H B R S L A E N D U R E E G T C
D N E I R F E I Z L Z E K K U G
M Z U Z D P V V E H O O K N O R
```

| | | | |
|---|---|---|---|
| ☐ BELFRY | ☐ BIRDS | ☐ BOON | ☐ BRAY |
| ☐ CLAN | ☐ COOK | ☐ ELSE | ☐ ENDURE |
| ☐ FILM | ☐ FLAT | ☐ FRIEND | ☐ GENIUS |
| ☐ HOOK | ☐ KEPT | ☐ KING | ☐ LENT |
| ☐ LION | ☐ MEMBER | ☐ MILKING | ☐ OUTSIDE |
| ☐ POINT | ☐ PROPER | ☐ RING | ☐ SACK |
| ☐ SHOP | ☐ SINGLE | ☐ THROAT | ☐ VISOR |

# Word Search Puzzle 24.

```
G N K M T M D W Z N S O R R Y R
F R E K H S W A P W I U M P W E
D O A P E P I N E M Q Q F O M D
B K U V P T E Y Y E C O D E D D
O A A G E A F O N T Q X G L E O
I J C C H S H Q I Z K O C F P F
Z T O H H T H T A K T B S T E T
E V F E P E B H H R G N D N N H
E E F E F Z W Z O A K I O O D H
D R E T M L Y F B W N A O N E C
A Y E A O A R S O K E K W N P T
E G Y H L L U V R Z E V G A A I
R W Z N D T J G R R Z M O C Q P
M Y R E K A B Q O Z I B A T J E
U R E P H A L T W J U Z Z I S P
Y Y M E H E U F R D J E E C L W
```

| | | | |
|---|---|---|---|
| ☐ BAKER | ☐ BORROW | ☐ CANNON | ☐ CHEETAH |
| ☐ CODE | ☐ COFFEE | ☐ DEPEND | ☐ EMAIL |
| ☐ FODDER | ☐ FONT | ☐ FOUGHT | ☐ GRAVE |
| ☐ HALT | ☐ HAPPEN | ☐ INBOX | ☐ JURY |
| ☐ MOLD | ☐ PAWS | ☐ PERU | ☐ PINE |
| ☐ PITCH | ☐ READ | ☐ SORRY | ☐ STOVE |
| ☐ TASTE | ☐ THANK | ☐ VERY | ☐ WOODS |

# Word Search Puzzle 25.

```
E A U T M W O N K F Z K K Y L D
Z P Z A F D L A D P U D C O I J
G T O M Z L L I P S G D O C P R
H P C P T P P M A L L G H D U T
G T B E C E H Q Z T Y S S Y P B
U G Y W J O M Z Y S U O V E R J
O C D C I B R P T R O U N D F M
C O R N W C U N L F C L O T H Q
A M A M U S K S P E O W F H H P
B I T T L R Y M L I Z E Q T M W
I N R R D L K W S O K E I F N E
L G C A L J A D P P C E E V K R
L O I I W J E R L L E A K R O E
U J T L K I P A I E B K L R F L
Z P T M R W S B T I B W D L A U
W V A R H Y W I U V W G J S D B
```

| | | | |
|---|---|---|---|
| ☐ ATTIC | ☐ BARK | ☐ BILL | ☐ CALL |
| ☐ CLOTH | ☐ COMING | ☐ COUGH | ☐ DRAB |
| ☐ FREEZE | ☐ KNOW | ☐ LAMP | ☐ LOCAL |
| ☐ MUSK | ☐ OVER | ☐ PIKE | ☐ POPCORN |
| ☐ PUPIL | ☐ ROUND | ☐ SHOCK | ☐ SPEAK |
| ☐ SPILL | ☐ SPLIT | ☐ SUBJECT | ☐ TARDY |
| ☐ TEMPLE | ☐ TRAIL | ☐ UGLY | ☐ WERE |

# Word Search Puzzle 26.

```
V I M N R Z O J U F I T G J U G
J I S G Q D Z U I O P I R R D M
A F P T C K C O R S L C E E F V
K H Y E A Y J T G W A K S T F R
Y T T M R P I A L F I E T T M F
N O I R R O L W O O R T I A V L
R O N S G A C E V M T Q N L Y O
W T A T R M H K E Z H A G C H C
Y E V A O B N B E W Z C M O Z A
R T V A V E O C L T I J T Z Y T
G A S C E R S A B U T N G T Z E
H I S V S I E E N K E S C Q Z B
C D E B T B P H O T O Y E E Z J
I A H Z O Z K C U B A B A W J K
R R S R W R C T S E R N Q R K M
P N A R C T I A B A H Q C Z P M
```

- [ ] AMBER
- [ ] ASHES
- [ ] BAIT
- [ ] BLUE
- [ ] BUCK
- [ ] CLATTER
- [ ] GLOVE
- [ ] GROVE
- [ ] HARM
- [ ] LOCATE
- [ ] NOSE
- [ ] PHOTO
- [ ] PRAY
- [ ] RADIATE
- [ ] REST
- [ ] RESTING
- [ ] RICH
- [ ] ROCK
- [ ] ROCKET
- [ ] STAPLE
- [ ] STOW
- [ ] TICKET
- [ ] TOOTH
- [ ] TRIAL
- [ ] VANITY
- [ ] VIPER
- [ ] WEST
- [ ] WINCE

# Word Search Puzzle 27.

```
T N A L L A G Z T R I D D S R Z
F P P Q G C L I A F T A Q E N Y
A K R L E B A R G R G T C L G T
S T F O A S I S V I C L L S H E
T N V A C Y S S F F R Y L A W G
F W P D C U G S C L U D A E H R
L A U C W U R N D E S I M M W A
D L M Z I K L E O A H A M B Q L
I D P S F Z J T O L R L H U D T
K P I E A E G A Y W A O U B J A
E M R Z P C U R T S Y G K B V A
U A E W W C R O W N E M D L S T
U C P T N E B Z S U D K A E F H
D F E L Z H V Y W F F F I E F J
K H T I M S M I S T K H M H T K
Z J P J J J S P O I S O N Z N E S
```

| ☐ ALONG | ☐ BENT | ☐ BUBBLE | ☐ CAMP |
| --- | --- | --- | --- |
| ☐ CROWN | ☐ CRUSH | ☐ CURTSY | ☐ DIKE |
| ☐ DIRT | ☐ FACULTY | ☐ FAIL | ☐ FAST |
| ☐ GALLANT | ☐ GRAB | ☐ HIKE | ☐ LAID |
| ☐ LARGE | ☐ LAWN | ☐ MALL | ☐ MEASLES |
| ☐ MIST | ☐ PLAY | ☐ POISON | ☐ PROCURE |
| ☐ RIFLE | ☐ SMITH | ☐ STEAM | ☐ UMPIRE |

# Word Search Puzzle 28.

```
Q W O W Q V T L E F T J J F E G
K H A E W P Y G B R A I S E I O
O G D R B D P R W F L A K E U V
Z U T N T S I T E H E A U D F E
Z N Q S A S S Z A R N W S A W R
R Q E U E B T P K E E G O N L N
R I G P N N S K Q P U Z N D I R
E K D M P A V U D P Y N A Y B I
D C E U W R Y C H I W L S K R A
R O L J E V I L A L S L A W A H
I L P M S Y E P N S G N N L R B
G L G N U L C O A S T M U Y Y A
W A D Z R L S Z J D S Z O G H J
Y R O V I E C O R N E T L R J K
N D W B V J M D D Y C Z Z E E K
Q G Z O T S U M H C J G C V Z E
```

- [ ] CAST
- [ ] CLUNG
- [ ] COAST
- [ ] COLLAR
- [ ] CORNET
- [ ] DANDY
- [ ] FLAKE
- [ ] GIRDER
- [ ] GOVERN
- [ ] HAIR
- [ ] HUSBAND
- [ ] IVORY
- [ ] JELLY
- [ ] JUMP
- [ ] LEFT
- [ ] LIBRARY
- [ ] LIVE
- [ ] MORE
- [ ] MUST
- [ ] NASA
- [ ] NEST
- [ ] PLEDGE
- [ ] RAISE
- [ ] SLIPPER
- [ ] SNUG
- [ ] STRAW
- [ ] TYPIST
- [ ] WEAK

# Word Search Puzzle 29.

```
P R N A A E B F V Z I L V E L Q
G O K F V T I P P E D G H E C T
F O U B H L H W H O W N T C B A
R Y A R M V J P Y D Z I R A T N
L V A T G U N I N I Y M A T J K
R O L G R O D H E G T I E S D L
E K C Y V P L C T I R T L N A R
S O U O V C O C B T A Z E O Y P
O O N W F F L T I O P F N I K R
P B C T U D A Z A S D H N L P D
X W H N K G I Z O T N Y E L A Z
E P A Z A W Z W V B O O K I N D
Z Z I I F Q C A U G H T W B D Q
M B N R E M Y D L E A S T Y I T
H T N O M R E P E A T W B F K A
Z W W E N E R F F U N E R A L U
```

☐ AGAIN  ☐ BILLION  ☐ BODY  ☐ BOOK
☐ CATS  ☐ CAUGHT  ☐ CHIP  ☐ CLOG
☐ DIGIT  ☐ DUMB  ☐ EARTH  ☐ EXPOSE
☐ FUNERAL  ☐ GOAT  ☐ KENNEL  ☐ KIDNAP
☐ LEAST  ☐ MONTH  ☐ PARTY  ☐ POTATO
☐ POUR  ☐ RENEW  ☐ REPEAT  ☐ SNOWY
☐ TANK  ☐ TIMING  ☐ TIPPED  ☐ UNCHAIN

# Word Search Puzzle 30.

```
B T T P N A V Y T V V I R O N G
D B H C L U B V R O R E A O F I
O E U O Z O O D J Y N Y P T M N
V G N S U D A O R A Y V P R E I
G Z E I H G G A B G T J E U V A
M Y V F A S H R G E N H A C I T
I Z A T D L F D Z F I P R K G R
D B E B M E W I R T A C E U R E
D Z L F C R D I V G D D F F O C
L T Y E H J G H J E O G T J F P
E H P L R I B E A D S R J W R D
B G O L D H G Y C R I W Y S E B
W I C A W H U G O T V P E Y E R
M L V N N H U K R A T R U N D I
T P Z N Z G E S N S D Z W T D M
E N O I T U A C I C L A S S S Z
```

- [ ] APPEAR
- [ ] BEAD
- [ ] BRIM
- [ ] BUSH
- [ ] CAUTION
- [ ] CERTAIN
- [ ] CLASS
- [ ] COPY
- [ ] CORN
- [ ] DAINTY
- [ ] DEER
- [ ] DENIAL
- [ ] FELL
- [ ] FIVE
- [ ] FORGIVE
- [ ] FRIGID
- [ ] GORY
- [ ] IRON
- [ ] LEAVE
- [ ] MIDDLE
- [ ] NAVY
- [ ] NEWS
- [ ] PLIGHT
- [ ] ROAD
- [ ] STUPID
- [ ] THOUGH
- [ ] TRUCK
- [ ] VOYAGE

# Word Search Puzzle 31.

```
N M U T U A Q I D Z N N H D Z F
L R O Z P R H O A C H E E S E O
A T O V O H T M E V V C R J M V
C Y S S B D I B L J J H T T O A
I S W E E U W S S A P E I H T P
D W P Y T T D T O J G C F G A Y
E U N C W Y H S G B S K N U L R
M D Y K S A T I V Z M E U O L J
B Y E B O E A S T W K R Q R E R
V C V A Y F E S S H I E A B L R
T E T Z A D R A P E G F P O G O
S R S P E E B H R K R I E N N V
T H E L R P A W A D F G E W A A
S K P L A P V I E Y B W N R T L
O Z R W J I L T L A M E S I F F
M G A V G Z S U C Y S F O C O E
```

| | | | |
|---|---|---|---|
| ☐ AREA | ☐ ASSIST | ☐ AUTUMN | ☐ BREATH |
| ☐ BROUGHT | ☐ CHECKER | ☐ CHEESE | ☐ CLEAR |
| ☐ DUTY | ☐ FLAVOR | ☐ FREIGHT | ☐ INGRESS |
| ☐ LEAD | ☐ MALT | ☐ MEDICAL | ☐ MOST |
| ☐ OBEY | ☐ PASS | ☐ PEST | ☐ ROSE |
| ☐ TALL | ☐ TANGLE | ☐ TASK | ☐ TEST |
| ☐ UNFIT | ☐ WIFE | ☐ WITH | ☐ ZIPPED |

# Word Search Puzzle 32.

```
N  H  Y  F  F  R  R  I  S  K  P  C  C  Z  K  C
A  T  R  O  P  R  I  A  F  K  R  D  E  C  K  F
C  B  R  P  G  E  L  P  S  L  E  D  D  Y  P  H
H  Y  E  A  M  G  N  I  S  U  Y  Q  P  G  O  T
E  L  K  K  E  A  V  E  P  O  L  I  T  E  O  C
A  E  U  E  O  H  E  T  N  Q  Z  V  T  W  R  Z
P  N  S  I  Z  J  M  R  I  A  Z  S  R  H  Y  M
G  O  I  A  R  B  E  I  T  P  S  L  E  H  U  I
H  L  D  L  Z  J  V  E  W  S  A  A  M  C  W  B
L  A  E  D  N  K  O  O  L  S  K  I  B  R  A  M
S  I  P  M  I  S  M  Z  A  D  C  N  L  A  O  O
P  U  P  O  P  E  E  I  U  O  A  K  E  M  W  U
C  K  R  L  S  D  R  M  A  I  N  R  F  A  I  T
M  T  T  H  J  V  M  R  U  Z  L  H  C  L  S  H
Z  U  S  P  R  P  U  U  N  H  A  P  P  Y  A  J
Y  H  S  U  B  D  N  D  R  O  V  E  M  S  A  H
```

| ☐ AIRPORT | ☐ BUSHY | ☐ CHEAP | ☐ CRADLE |
| ☐ DEAL | ☐ DECK | ☐ DESK | ☐ DROVE |
| ☐ HALF | ☐ HEAR | ☐ JOKE | ☐ LONELY |
| ☐ MARCH | ☐ MOUTH | ☐ POLITE | ☐ POOR |
| ☐ POPUP | ☐ REMOVE | ☐ RISK | ☐ SIDE |
| ☐ SLAIN | ☐ SLED | ☐ SPIN | ☐ STREAM |
| ☐ SWIM | ☐ TREMBLE | ☐ UNHAPPY | ☐ USING |

# Word Search Puzzle 33.

```
V Z H C U L L I N V I T E U N N
P R U O F J F G W Q I N E C K T
F A F L Y V H C R A L N E P R U
L E T T A A N T S I I F R S C N
I C H E N E N V V O K K U Q E L
N I M P N U R G I F T T S Z D O
C T O L E T O N W L F G A W I C
H O S A N T W C A D E T E Z R K
Z N R R O L E N C E F W M E E A
U U Z E L B I W E A N Y L W D L
D V Q N A E A G A F N O Z E D S
U P H E C E V Q W N U X H Z I I
Y O G G U S B U L K J R A P E A
Q A T H G I R Q P C M Y R L T Y
G K N U B M O U S E A E O Y F I
Z R G W G Z M O K T N E C N U B
```

| | | | |
|---|---|---|---|
| ☐ ACCOUNT | ☐ ALONE | ☐ ANTS | ☐ BEES |
| ☐ BULK | ☐ BUNK | ☐ CADET | ☐ CULL |
| ☐ DERIDE | ☐ DIET | ☐ FLAX | ☐ FLINCH |
| ☐ FOUR | ☐ FURRY | ☐ GENERAL | ☐ GIFT |
| ☐ INVITE | ☐ LARCH | ☐ MEASURE | ☐ MOUSE |
| ☐ NECK | ☐ NOTE | ☐ NOTICE | ☐ PATENT |
| ☐ PHONE | ☐ REAL | ☐ RIGHT | ☐ UNLOCK |

# Word Search Puzzle 34.

```
U  M  D  F  E  N  D  F  B  G  U  E  H  F  C  K
S  U  E  M  W  I  P  E  R  P  V  R  L  K  E  A
P  L  T  Y  O  A  M  P  Z  E  B  U  F  Y  N  E
L  H  A  C  B  D  U  B  T  L  E  C  A  M  T  D
E  I  V  N  L  A  B  Z  O  D  G  G  V  L  R  I
A  S  I  O  T  A  B  J  M  N  G  H  O  B  A  M
S  W  R  H  H  O  P  R  V  O  E  B  R  A  L  D
E  T  P  T  Z  B  D  P  Z  F  D  R  O  L  C  D
D  I  G  A  L  F  B  A  E  K  E  K  U  L  C  E
T  N  E  B  D  N  Y  Z  E  D  C  D  M  A  O  S
U  Y  K  G  N  A  B  S  D  H  V  O  C  S  R  T
R  Q  A  P  K  B  G  S  V  M  A  M  L  T  N  R
T  T  B  D  M  O  L  E  Q  U  Z  N  R  B  E  O
L  T  N  E  T  T  Z  L  I  G  Z  G  G  O  R  Y
E  F  M  W  P  H  Y  F  C  H  D  C  N  E  T  V
F  W  J  H  C  T  A  M  N  D  M  Y  C  M  R  S
```

| | | | |
|---|---|---|---|
| ☐ AHEAD | ☐ ANGER | ☐ BABY | ☐ BAKE |
| ☐ BALLAST | ☐ BANG | ☐ BATH | ☐ BEGGED |
| ☐ BLOCK | ☐ BOTH | ☐ CENTRAL | ☐ CLAPPED |
| ☐ CORNER | ☐ CURE | ☐ DESTROY | ☐ FAVOR |
| ☐ FONDLE | ☐ IDEA | ☐ MATCH | ☐ PLEASED |
| ☐ PRIVATE | ☐ SELF | ☐ SLANT | ☐ STORM |
| ☐ TENT | ☐ TINY | ☐ TURTLE | ☐ WIPER |

# Word Search Puzzle 35.

```
L L W E Y V N M K L O O K K Q A
E A L Y D S E L L A Z K A I T L
U P Z O D J Q S Z U N I Z D L R
T V M Y R D D E N G L N A B R I
O H Z U P N S E O N W T R I P G
F U E R L A U K C P O D H T V E
L K C O K P H H I O V I B O F Q
E P I L N A C C T W D A D O V E
C D V L I N B H I O Z M B B M Y
T Y E I F N C P A T R I T V T T
U D D N E W R E E L S F O V C T
R Z F G H S U B G H K A O R A E
E I H T W B E B D R S P L U F R
T E L I O T L L A F N V L P V P
Z O F N Q Z A E B S O W T D T Q
J K G M S E H S U P L D E A F Y
```

☐BADGE  ☐BOOT  ☐CHALK  ☐CHAP

☐CRUEL  ☐DEAF  ☐DEVICE  ☐FACT

☐FROTH  ☐GIRL  ☐ICON  ☐JOLT

☐KNIFE  ☐LAZY  ☐LECTURE  ☐LOOK

☐MAID  ☐PEBBLE  ☐PLASTIC  ☐PLUMP

☐PRETTY  ☐PUSHES  ☐ROLLING  ☐SEEK

☐SELL  ☐TOILET  ☐TRIP  ☐UNROLL

# Word Search Puzzle 36.

```
Z K N A R D U Y I F L T C M C P
G W B I O G L V N L G I T U B M
H R K H U E A G S A N Q V E P I
O I E H U A I I P G I G N A O G
P Q E W C N V Z E E N E B F R H
I C S U W R D Q C S N G D D T T
L N Z T Y F A R T A I D U A I C
S T L V Z L L P E C W U S C O L
O S I O M L P I R D C J T T N H
U L O O W I S T P A E O S I B V
W N U G H F V D R F V P Y V I R
O H Y F C L B L E Q I I M E Q A
N L L V T U H S L O T L O I K E
S P K H I F C R I E D O T L T P
C V H T T M S O M E O N E H I J
W R Z J S I R N S T U D I E S E
```

| | | | |
|---|---|---|---|
| ☐ ACTIVE | ☐ CASE | ☐ CRIED | ☐ DRANK |
| ☐ DUST | ☐ FILTH | ☐ FLAG | ☐ FLIP |
| ☐ FULFILL | ☐ GREW | ☐ HUNDRED | ☐ IMPEDE |
| ☐ INNING | ☐ INSPECT | ☐ JUDGE | ☐ MIGHT |
| ☐ PARCH | ☐ PEAR | ☐ PORTION | ☐ RAVIOLI |
| ☐ SLIP | ☐ SLOT | ☐ SNOW | ☐ SOMEONE |
| ☐ STITCH | ☐ STUDIES | ☐ VIAL | ☐ WOOL |

# Word Search Puzzle 37.

```
T E Y T D L I U B T R E A W U S
Y S S D W L G R P O E G O K T Y
T P H O F P M C R A K G Q S O C
E R C E R H Z R A D N R M M B E
K E A A S P Q E C A I E G A T N
C A E S T M I W E B L E T L G T
O D L T P E A R D Y B N J L J S
P E B Z W E L E H L I M B E R F
M E T Z M E P L L U Z T Z R A P
A B Y D N I W U C D R Y H H E N
R I R E V L I S E R D R O K N R
K R Y Z C E P B D V E I Y C W D
B T W O U T R E L A S D R O O N
Z M T N E V N I U Y D S N L L I
Y H U G F T O W E L S F O A C K
Z V T R U F R K D I U A Z G W N
```

| | | | |
|---|---|---|---|
| ☐ ALERT | ☐ BLEACH | ☐ BLINKER | ☐ BUILD |
| ☐ CENTS | ☐ CLOWN | ☐ CREW | ☐ EAST |
| ☐ GREEN | ☐ HURRY | ☐ INVENT | ☐ KIND |
| ☐ LIMBER | ☐ LOCK | ☐ MARK | ☐ POCKET |
| ☐ PROSE | ☐ RACE | ☐ RIDDLE | ☐ SILVER |
| ☐ SMALL | ☐ SPREAD | ☐ TELL | ☐ TOAD |
| ☐ TOWELS | ☐ TRIBE | ☐ WANDER | ☐ WINDY |

# Word Search Puzzle 38.

```
S B G F E T R I K P L C A P Z G
A G E V K A S Q C C G J O P M G
E L G G I G E T E P N J Z T Y R
K P U D G Z V L P H O Q R E S W
N W O R D A E S S F S O Y T E R
Z E P E S W R R F O H B K E L E
W S J N E L A A I S A S O E F H
R V V I E Q L G I L L J V L R T
P D Z M S P W W N N T T B S A O
A T K P N L E A F A Y N L Y B N
V A E O N L Y K T V G I A S B A
E E Z T F N E R I S E R C Z I N
A R T L U S E R D L Z P K W T U
S H Y Z R J Z G E Q W L O B C W
Y T G S B R O S T A C K F S W U
R I K K Q U A R P A S L I D Y M
```

| ☐ ANOTHER | ☐ BEGGAR | ☐ BLACK | ☐ DROWN |
|---|---|---|---|
| ☐ EASY | ☐ GANG | ☐ GIGGLE | ☐ LEAF |
| ☐ MINE | ☐ MYSELF | ☐ ONLY | ☐ PAVE |
| ☐ POSY | ☐ PRINT | ☐ RABBIT | ☐ RAINY |
| ☐ RESULT | ☐ SEES | ☐ SEVERAL | ☐ SHORT |
| ☐ SIREN | ☐ SLEET | ☐ SLID | ☐ SONG |
| ☐ SPECK | ☐ STACK | ☐ THREAT | ☐ TIDE |

# Word Search Puzzle 39.

```
D E G N A R O T U T U O Z P C B
S R A I H E D S F R A B Y F A H
N T A I A V F T I Z T L Y D B S
W B A W G E Z R B G R U M Y R U
O R R I Q I H O B C I B C R U T
R O E M N L F N J R U P Q T T Y
B T H F B E T G N W Q L E N A I
F H T A O B T A G R S A K U L T
L E I T A U U S M O J D O O S W
A R E J T F I I U P A Q M C Q O
S Y N P T T O F U G E L S J A R
H S E G A R N M W T U R Y V L L
Z T Y R I Y H T A P R A I J I D
M N E T A B E R L R N Y T P L N
L A R E D L E I F L P Q R G S U
N P B F Z E S T M S B W M P G L
```

- [ ] AUGUST
- [ ] BELIEVE
- [ ] BOAT
- [ ] BROTHER
- [ ] BROWN
- [ ] BRUTAL
- [ ] BULB
- [ ] COUNTRY
- [ ] DRAW
- [ ] FIELDER
- [ ] FLASH
- [ ] GOAL
- [ ] NEITHER
- [ ] ORANGE
- [ ] PANTS
- [ ] PATH
- [ ] RAGE
- [ ] REBATE
- [ ] SMOKE
- [ ] SPIRE
- [ ] SQUIRT
- [ ] STAIN
- [ ] STRONG
- [ ] TAMPER
- [ ] TOFU
- [ ] TUTU
- [ ] WORLD
- [ ] ZEST

# Word Search Puzzle 40.

```
Q F G N O L F I V E S D E K M Q
Z O P T A Q B C K T E D P J I S
Y L E L D G Y R I A R V U C N T
P Q C P A F N A C B P K R O U R
Y Z U R A N M T U E E Q K T S I
Z T M T A L R E U D N W S H C N
R C R G T W M E H Z T P T O L G
M E A G A C L D M P P M U S I F
M L N I P O H G E M Q A C E C S
B L G R E N S L R G A D K W K Y
E O M A R T I C B A N T K Z Y D
E C K F O R N R J K B I S S P N
T R V F Q O G J H V P B R P Z E
C Q Y E M L E O F E L T E C Y V
G Z Y L T S R I F Y E W K D B E
D H Y S A I D Q N C L E A N J Y
```

- [ ] BEET
- [ ] CLEAN
- [ ] CLICK
- [ ] COLLECT
- [ ] CONTROL
- [ ] CRATE
- [ ] CRAWL
- [ ] CRINGED
- [ ] DAMP
- [ ] DEBATE
- [ ] EVEN
- [ ] FELT
- [ ] FIRSTLY
- [ ] GIRAFFE
- [ ] GRABBED
- [ ] LONG
- [ ] MINUS
- [ ] PALM
- [ ] PLAN
- [ ] RANG
- [ ] SAID
- [ ] SERPENT
- [ ] SING
- [ ] STAMMER
- [ ] STRING
- [ ] STUCK
- [ ] TAPER
- [ ] THOSE

# Word Search Puzzle 41.

```
F R U T U B U R Y H R C Y U Q R
S I E G P H S E B E O A T N F P
Q T N N S P R S A C R C T B L D
E M A A E D L I N E I T F D P I
P Y N R L P U M A I H U I V I G
O L A V O Y O U N P A S R Z Z C
M Y E V N Y R Z A M T W S F N E
T S D G L A D O E V C C T I U D
H T T T Z D B E T K H U O E Q O
I A P S C S I C N S T V A L O L
R T P I S E L I J O L H G D W P
S I Q S U U L W T R M L I A W X
T O M N O T S T C U F M I R Z E
N N P I U G H O L E E E E O T D H
K N G T H G I L F V U V Y C S H
I W P I D D T A H W L S T R P U
```

| | | | |
|---|---|---|---|
| ☐ BANANA | ☐ BILLS | ☐ CACTUS | ☐ COMMON |
| ☐ DEAN | ☐ EXPLODE | ☐ FIELD | ☐ FINAL |
| ☐ FIRST | ☐ FLIGHT | ☐ HATCH | ☐ HOLE |
| ☐ INSIST | ☐ MISER | ☐ MOPE | ☐ OPENER |
| ☐ OVAL | ☐ PIECE | ☐ STAR | ☐ STATION |
| ☐ STILL | ☐ STORY | ☐ THIRD | ☐ THIRST |
| ☐ TUESDAY | ☐ TWICE | ☐ UNZIP | ☐ WHAT |

# Word Search Puzzle 42.

B W Z V S S E U G M B O D Y W S
Q L I J Z L W R J H Z H N M E E
L S O D K T T Q O A Q Y A O S N
A Y E O E W C O A T D E S R T I
O M H C D L N E L D T L U N E W
C N Z N L P R B E U L P E I R T
Y O E M B U E U C P I W H N N N
Z R G R A P D T H E U U M G N E
N T R E H J I E S E Q V J B I H
E H A N G F K Z W R Y E N S R N
R O H N I B I S U R O E E C G D
F J C A H E B J A U L W S Q F L
Z F R B S W E H H E L H M H G I
B Y G R L B S L L S A V U A N W
Z B I Z G O T L F O B K P G W Y
Z T S U N C V G N V B B J K E S

| | | | |
|---|---|---|---|
| ☐ BALL | ☐ BANNER | ☐ BEST | ☐ BLOOD |
| ☐ CHARGE | ☐ COAL | ☐ COAT | ☐ COBWEB |
| ☐ DUPE | ☐ ENTWINE | ☐ EYES | ☐ FRENZY |
| ☐ GRIN | ☐ GUESS | ☐ HIGH | ☐ HUGE |
| ☐ HURL | ☐ MORNING | ☐ NORTH | ☐ QUILT |
| ☐ SAND | ☐ SECLUDE | ☐ SWAM | ☐ WESTERN |
| ☐ WIDE | ☐ WILD | ☐ WORST | ☐ YELP |

# Word Search Puzzle 43.

```
P  T  D  Y  E  T  E  V  U  L  Y  H  S  P  S  R
P  R  W  T  N  E  F  H  S  I  W  B  P  N  H  B
B  U  Z  I  J  K  F  I  V  P  W  K  E  D  E  B
O  E  T  E  O  S  C  U  T  T  E  R  N  P  A  S
U  C  Z  H  Y  U  E  L  P  U  G  D  T  V  R  N
G  S  K  T  G  M  L  A  D  E  P  N  D  A  E  E
H  L  Y  C  T  I  T  R  B  E  U  O  Z  W  F  E
T  E  R  E  E  M  E  A  O  S  N  I  Q  E  O  R
N  P  I  R  U  T  B  W  E  T  Z  S  P  D  V  P
Z  T  V  R  B  H  U  G  D  N  B  E  U  A  O  P
E  V  E  O  R  G  R  S  Q  R  L  E  B  R  C  A
L  S  R  C  A  U  Y  D  J  C  E  E  D  G  A  G
D  U  A  P  V  O  G  R  I  M  A  S  N  L  L  Q
E  Q  C  U  E  S  S  F  E  A  S  T  A  D  Y  Z
E  L  P  P  A  K  I  L  T  F  P  Q  F  R  J  M
N  Z  L  T  N  E  C  A  R  G  F  W  Y  O  E  T
```

| | | | |
|---|---|---|---|
| ☐APPLE | ☐BOUGHT | ☐BRAVE | ☐BURY |
| ☐CORRECT | ☐CUTTER | ☐DEBTOR | ☐ENJOY |
| ☐ERASER | ☐FEAST | ☐GRACE | ☐GRADE |
| ☐LEND | ☐MUSKET | ☐NEAT | ☐NEEDLE |
| ☐NOISE | ☐PEDAL | ☐RIVER | ☐SHEAR |
| ☐SLEPT | ☐SNEER | ☐SOUGHT | ☐SPENT |
| ☐TRUE | ☐VOCAL | ☐WEIGHT | ☐WISH |

# Word Search Puzzle 44.

```
Z E Z G Z V M L E N G L B J F M
F H Z F A R M R R M R D U Z Y O
R U S A Z K A P E S E Z R O S Z
U F M I R R R D P H A W N G Y R
S P Q E L C N L P U T H U D A W
T T Z D C R V I E G S I Z E D Y
L J C M O V I I P I Z L C R B L
E V R Z M J W G R Z D E A I R D
Z Y E L B V N I I U T C L F W R
N M O K W O K E N Z S J M B O I
D P L T E K C U B G T E Z Q N H
A O E Q P R V V W J R H F B D T
W Z K Y W U B S T A G E E P E Q
N T N I P C P O T S S A A N R B
Z P Q M O Q O Q V T G E U D S F
I Q G D A T E R N C A P S V Y C
```

| | | | |
|---|---|---|---|
| ☐ BUCKET | ☐ BURN | ☐ CALM | ☐ CAPS |
| ☐ COMB | ☐ CRAZE | ☐ CREOLE | ☐ DATE |
| ☐ DAWN | ☐ DAYS | ☐ FARM | ☐ FIRED |
| ☐ FUME | ☐ GIRLISH | ☐ GREAT | ☐ PEPPER |
| ☐ PINT | ☐ READY | ☐ RUSTLE | ☐ STAGE |
| ☐ STOP | ☐ THEN | ☐ THIRDLY | ☐ VIRUS |
| ☐ WHILE | ☐ WING | ☐ WOKE | ☐ WONDER |

# Word Search Puzzle 45.

```
T  M  R  B  S  H  A  P  E  D  D  A  N  I  Z  G
J  N  I  N  W  A  L  K  P  A  I  F  Z  B  A  H
R  G  R  S  R  K  E  Y  Z  N  R  P  O  V  V  S
I  G  R  O  L  S  B  D  C  C  J  N  E  S  Z  I
A  F  W  O  B  A  H  D  E  E  G  K  P  T  I  M
F  R  N  R  M  D  B  E  C  U  N  Z  S  O  Y  A
N  D  E  I  N  U  G  A  M  A  S  F  Z  T  Q  F
U  E  T  P  A  D  T  V  R  Y  F  Y  H  O  I  V
F  V  O  U  R  U  P  C  R  R  N  N  I  L  E  L
S  E  V  V  W  E  R  Q  M  E  L  T  L  D  N  N
R  L  W  A  B  M  O  E  N  A  H  I  L  C  A  J
A  O  M  B  W  A  W  R  W  G  X  T  M  C  C  I
C  P  E  O  E  L  U  U  E  L  Z  E  S  P  I  K
R  E  L  B  M  U  T  T  V  M  Y  S  J  E  I  N
R  K  R  O  T  S  C  A  E  V  E  R  Y  W  M  A
P  C  W  T  D  P  Z  M  E  G  A  T  H  E  R  H
```

| | | | |
|---|---|---|---|
| ☐ BORN | ☐ CANE | ☐ CARS | ☐ CRANK |
| ☐ DANCE | ☐ DEVELOP | ☐ EDDY | ☐ ESTHER |
| ☐ EVERY | ☐ EXAM | ☐ FAMISH | ☐ GATHER |
| ☐ GAVE | ☐ HANK | ☐ HILL | ☐ LAME |
| ☐ LIMP | ☐ MATURE | ☐ PROW | ☐ SHAPE |
| ☐ SLAB | ☐ STORK | ☐ TOLD | ☐ TUMBLER |
| ☐ TUMOR | ☐ UNFAIR | ☐ VOTE | ☐ WALK |

# Word Search Puzzle 46.

```
F E L L E M S Z S O U P Y A R F
J I V K O D Y P I T V L U T E S
O W R E M A N K N S D G C K V G
U Z Y E N E C A L O L W W P O U
P I B L T I Z O A C B L A L C P
L A U Z I T N S T R E A K O E A
A V M N Y L E G P I N T O O R H
Y W P R V R T E J I Q E B H S E
S O E E A E E E R R D V J C S A
Z Z R T I B E D X G I I F S E V
R E K T D Q R Z I T P R T V N E
E V S A P I G C Z E M R L L O N
N A C P I N A M P M I A U P I R
T E Y D O B O N L F L P A O L F
L W K T B A M W V F Z N F Q A C
R E T N E Q P I S C O W L K R T
```

| | | | |
|---|---|---|---|
| ☐ AGREE | ☐ ARRIVE | ☐ BUMPER | ☐ COST |
| ☐ ENTER | ☐ EVENING | ☐ FAULT | ☐ FIRE |
| ☐ GREET | ☐ HEAVEN | ☐ INTO | ☐ LACE |
| ☐ LILY | ☐ LIMPID | ☐ LIONESS | ☐ NAME |
| ☐ NOBODY | ☐ PATTERN | ☐ PLAYS | ☐ RECOVER |
| ☐ RENT | ☐ SCHOOL | ☐ SCOWL | ☐ SMELL |
| ☐ SOUP | ☐ STREAK | ☐ TEXT | ☐ WEAVE |

# Word Search Puzzle 47.

```
P P W O L L O F R D L L N O P A
E U D L O B B B E T W E E N V L
E S X B M I A V E M J Z T Q N A
K H K O O Z S G W T T K A D Y N
D E O E B E J R O N R E L R P R
S D E Z F D D L L E U U E E Z U
J N N C K F N O F R S C R K V O
N Z A E A E E A R A T S I C V J
N T R T R T U C S P U E Y I H V
E K C A G H Z T T A L R P B R F
T Z A L U N F G B U W B L O W J
T R M P I I H V N B L E I F K R
I R F S N C T I K S H I S T Z K
M E T B G H D R I V E N O U E S
J N Z T P E C X E S M T Z C O U
T F U T J G F A S B O O F B L H
```

□ARGUING    □BETWEEN    □BICKER    □BITE

□BLOW    □BOLD    □COIL    □CRANE

□DRIVEN    □EFFECT    □ETHNIC    □EXCEPT

□FOLLOW    □HOUSE    □HUSK    □JOURNAL

□KEEP    □MITTEN    □PARENT    □PLATE

□PUSHED    □RELATE    □RESCUE    □RODEO

□SANDBOX    □SKIT    □TRUST    □WOLF

# Word Search Puzzle 48.

```
H J S I W Q J G T S I F D K I H
J R W V N E G R A S S T C O M R
U W T H Z H D O Z Y S O Y O A D
N U K S I P S L I C E E C R L D
E H S C P S J U L Y I U L B A S
R E U K B A T M S R B L I N S L
Z A R O T O M L K E B A S U J I
F R M N Z V T U E A O V T B H O
Z I E E P I F T Z S H H Q O W T
T N F O J O K F L E Z W O T W E
N G U R N L C C Q E T K V T G L
A E N Y V E U F Z D R H L O Y L
R T N S K N L G V Z F S E M Q I
D V Y U J T P K R U L E G N G M
Y O Y B A J W N T N S L S D I Z
H C L U O Y V C Y N W F F P S N
```

- [ ] BOTTLE
- [ ] BOTTOM
- [ ] BROOK
- [ ] BUSY
- [ ] CYCLIST
- [ ] EASE
- [ ] FIST
- [ ] FLESH
- [ ] FUNNY
- [ ] GRASS
- [ ] HEARING
- [ ] HOBBIES
- [ ] HYDRANT
- [ ] JULY
- [ ] JUNE
- [ ] LEGS
- [ ] LURK
- [ ] MILLET
- [ ] NINE
- [ ] PLUCK
- [ ] RUSK
- [ ] SALAMI
- [ ] SLICE
- [ ] SPAM
- [ ] TOILS
- [ ] VALUE
- [ ] VIOLENT
- [ ] WHISTLE

# Word Search Puzzle 49.

```
R D S Y L L U H V K B H M C F I
R A C U P A G E P G K D H W B T
A T F H C U O T A D R O Y I O N
E E L T S P I K E M A R G I N O
T B T I N R E S A B H E I V U R
R L C G H E A B G V S V F J S F
Z L H T A T L L J W P I I E W P
W I A C K R P L L W D N A R T U
U R I W E A K O O O Z N O A N E
N F R D I C W R O W D O S N E W
K J Z J O Z L O O L S C T S D B
I Y M K F O O L W V E T G S U Y
N R E M O S E W A E V D S I T B
D B F L C G O B W E H D I A S D
O D D B T Z W V Z A S V C R O O
B N R O H Y A L C Z D Z A V B B
```

- ☐ AWESOME
- ☐ BASE
- ☐ BOAST
- ☐ BONUS
- ☐ BRIDE
- ☐ CART
- ☐ CHAIR
- ☐ CLAY
- ☐ CONNIVE
- ☐ DOLLAR
- ☐ FOOL
- ☐ FRILL
- ☐ HILT
- ☐ HORN
- ☐ HULL
- ☐ MARGIN
- ☐ PAGE
- ☐ POOL
- ☐ RAFT
- ☐ SHARK
- ☐ SNARE
- ☐ SPIKE
- ☐ STUDENT
- ☐ SWOLLEN
- ☐ TEAR
- ☐ TOUCH
- ☐ UNKIND
- ☐ UPFRONT

# Word Search Puzzle 50.

```
G  N  I  H  T  Z  Z  T  E  O  P  Z  S  Z  A  E
S  L  U  B  S  G  T  N  U  O  C  M  P  Z  P  E
S  H  R  H  C  N  U  M  T  Z  P  Y  O  U  E  F
A  P  O  O  A  N  B  H  U  I  A  B  O  V  L  L
M  M  D  B  B  S  L  E  U  F  P  S  N  G  M  O
E  U  E  Y  B  I  A  A  H  H  E  D  O  R  D  O
Y  B  D  C  Q  Y  N  L  E  S  R  O  M  P  I  R
Q  T  O  R  V  C  W  I  T  R  M  Y  N  S  N  B
M  H  R  V  I  U  M  H  O  Y  O  K  E  B  E  R
C  R  L  U  T  S  I  L  T  J  O  F  N  T  R  I
H  I  U  H  S  D  E  N  M  A  N  Q  I  U  W  N
H  F  N  O  S  Y  L  L  V  H  E  H  L  W  A  G
C  T  J  R  I  Z  D  Y  Y  L  S  D  N  C  B  Q
L  R  H  S  D  B  N  I  B  Z  F  Z  E  O  Y  B
E  B  J  E  A  H  A  T  S  O  L  Z  R  Y  P  W
R  Z  K  Y  H  Z  C  K  O  Z  B  Y  T  E  R  U
```

- [ ] BRING
- [ ] BUMP
- [ ] BYTE
- [ ] CANDLE
- [ ] COUNT
- [ ] DEATH
- [ ] DINER
- [ ] FLOOR
- [ ] FUEL
- [ ] HOBBY
- [ ] HORSE
- [ ] JOIN
- [ ] LINE
- [ ] LIST
- [ ] LOST
- [ ] MOON
- [ ] MUNCH
- [ ] PAPER
- [ ] POET
- [ ] ROBIN
- [ ] RODE
- [ ] ROMP
- [ ] SALTY
- [ ] SAME
- [ ] SPOON
- [ ] THING
- [ ] THRIFT
- [ ] UPON

# Word Search Puzzle 51.

```
W S W H C Z W H C E N T E R Z G
D E H O E D I V H P G N M P L S
C C L A B U E R O H S G I S S Y
O N U L R E D D U P G A T H P A
O A N P N P Y S E R E H D E A H
K H E M L O R C R A S H E S N V
I C C E E A I E I P D T B E V N
E I T S U C M L H M D G W T M O
P D A I N G Z I L C C K D G T T
C N R O R S E D N I T F A L H E
Z I F P E S O F T A M A S E C D
R W U B I L U N G J E E C A F O
K P I B C A Y P P U P C V N A W
P U A E A P G N U L F N R A Z H
Y T A Y L N T C A N V E B O L T
S O G J G L E D O M D I I E F S
```

☐ANIMAL    ☐BEDTIME    ☐CATCHER    ☐CENTER

☐CHANCE    ☐COOKIE    ☐CRASHES    ☐FLUNG

☐FORCE    ☐GLACIER    ☐GLEAN    ☐HERE

☐LUNG    ☐MILLION    ☐MODEL    ☐NAPS

☐NECTAR    ☐NOTED    ☐POISE    ☐PUPPY

☐SHARP    ☐SHORE    ☐SLAVE    ☐SOFT

☐STAB    ☐UPWIND    ☐VIDEO    ☐WELL

# Word Search Puzzle 52.

```
C M A E R C B B O I L U L M S D
A O R S N B R I D G E C D N E N
E L N O H L O A W A R E V E H I
W A M F W Z A F D E L N R A Z M
B Y Z O U G D O P H A V K R K U
S O U U S S N S R Q N Q F O G T
H R B N C T E U B H S L I N G K
U T F O S B N I O C Z B B Q M R
T D N O U H Z L B Y F Z P G K L
D E O N L R C W J E K Y Z M E A
R L I C L A I O R H R F Z I M V
O I T F E E M R D L O A A A G I
O M C G N Y C G W P G R T O A S
P S U C Z E W T I N U C R E L H
F W A E M D R A E H A U R I F M
A Q R J U F O R T H O V C I D Q
```

- [ ] ALMOST
- [ ] AUCTION
- [ ] AWARE
- [ ] BERATE
- [ ] BOIL
- [ ] BRIDGE
- [ ] BROAD
- [ ] CONFUSE
- [ ] CREAM
- [ ] DROOP
- [ ] FORTH
- [ ] GROWL
- [ ] HEARD
- [ ] HORRID
- [ ] LAVISH
- [ ] LOAF
- [ ] MIND
- [ ] NEAR
- [ ] NOON
- [ ] ROYAL
- [ ] SHUT
- [ ] SLING
- [ ] SMILE
- [ ] SULLEN
- [ ] UNIT
- [ ] WORM
- [ ] YEAR
- [ ] YOUNG

# Word Search Puzzle 53.

```
L D A F W A T C H V P R I Q C S
C I I E D Y F Q L Y W S I B R H
R E S A R P Z T W A S P L C O R
A U R T L G L I T T L E H J W I
Y Y P U E M E A T K Y C E R D M
O W Q N P N B I H H S Q L E Z P
N V R P U H D B P R Z C P V Q S
B E A L R N S L S V K A O E V V
D W Z A F N A A O E Y M E F I Y
R E T D B O I Z L F C E P J S R
E A J U U E C A P S C O R H I U
T T R E J W V U K I M L N Z T T
T H U F R O L L R Q P A I D O N
U E H P D O L P F P H M R A R E
T R Z Y G N U S S F Q F W R M C
S D R E N N U R W G A M E U Y A
```

- [ ] CENTURY
- [ ] CRAYON
- [ ] CROWD
- [ ] DIAL
- [ ] FEUDAL
- [ ] FEVER
- [ ] FOLD
- [ ] GAME
- [ ] LISTEN
- [ ] LITTLE
- [ ] MAIL
- [ ] MARRY
- [ ] MEAT
- [ ] PEOPLE
- [ ] PLOD
- [ ] PURE
- [ ] ROLL
- [ ] RUNNER
- [ ] SECOND
- [ ] SHRIMP
- [ ] SLASH
- [ ] SPACE
- [ ] STUTTER
- [ ] SUNG
- [ ] VISITOR
- [ ] WASP
- [ ] WATCH
- [ ] WEATHER

# Word Search Puzzle 54.

C Y C O H U E L H C Y S I K L K
G P H G R S T Z T E N D D R Z M
S E O C G E S P G M T I R W J B
L J K N N D A E N I C K A A G R
A Z H A D E W A E T E K Y L O O
S Y F V R B B S L Y R E J S E O
G T A Q Q B E R G A I R F E S M
N D B J Q Z I N E D D O P D B D
I Z R A P S Z H D P A N Z L R D
V S S O B E M A F W A S A E I G
A U J S H N Z L I R O I F H G A
S M C U G Y H H W M E R R N H M
K H N S Z Y H A L S N M C S T E
P Q B Q K F O R M R N G A D D S
S P T R I L F E G P U V K I A K
Y Q B O Y T N E L P M K Z Q N T

| | | | |
|---|---|---|---|
| ☐ BENCH | ☐ BEND | ☐ BOSS | ☐ BRAKE |
| ☐ BRIGHT | ☐ BROOM | ☐ CROW | ☐ DAYTIME |
| ☐ DIRECT | ☐ FAME | ☐ FLIRT | ☐ FORM |
| ☐ GAMES | ☐ GOES | ☐ HELD | ☐ KIDS |
| ☐ LENGTH | ☐ PEAS | ☐ PLENTY | ☐ POND |
| ☐ REMAIN | ☐ REPAIR | ☐ SAVINGS | ☐ SNORE |
| ☐ SPAR | ☐ USED | ☐ WASTE | ☐ YARD |

# Word Search Puzzle 55.

```
Z F N J Z B D Y L T U D Y T P P
V S L J Q Y Y T J U H B B P A K
L B A E R F O U U O J M M L T P
A Y D S H G K T C H S P T O C D
U C Y K C S E I A S L R P U H U
G Q K Z S R F N K N U O P G V M
H V J E F A A E J T G D Y H L G
C Q E G J Z M P H Y A U V T U K
R T S A G R I P E N S C A E R T
A J U R Q Z O M I A N E E A E R
B Z S N W N A U B L G E H A M I
O F I E Y E N O T S I R C Z T E
P P G K L A T E J L G M A A O D
Y N E D A S L A T E M N E P F F
V A J G E E L K N A M T W O E Q
W O D N I W I S L A N D A G E Z
```

☐ANKLE  ☐CRAB  ☐DENY  ☐ENRAGE

☐FACE  ☐GRAPE  ☐HEAVY  ☐ISLAND

☐JESUS  ☐LADY  ☐LATE  ☐LAUGH

☐LIME  ☐LURE  ☐MASK  ☐PATCH

☐PLOUGH  ☐PONY  ☐PRODUCE  ☐SCRAPE

☐SHELF  ☐SHOUT  ☐SLATE  ☐STONE

☐TINE  ☐TRIED  ☐TRUTH  ☐WINDOW

# Word Search Puzzle 56.

```
H G R B T O G I B Y D S Q D S M
R T L W V Z E R W E E W I N T A
S N L I A J K U J T A O R E E E
I E O I F M F H G W R L E S P L
E D U M T I Z T A I L G J E Z G
M N L L M E G J Z E Z O I R R Q
K I A O L U A U F E S L G G E W
G C V U K Z S C R W O F P O A A
C Z O D K N O N H E U U P L L W
I R E W O P S E I Z N F A F L M
D V T P U N B L H K D Q C C Y S
E U E T A R R A N V P C T M F S
R R E V E N Z H W G C A O F Z O
A U H C L O D W J L N P N L M L
V N O Y O E R A H S Y A M H D P
P H T A L V P O P U L A R S L Z
```

☐ BIGOT    ☐ CIDER    ☐ CLOD     ☐ COLD

☐ DEAR     ☐ FIGURE   ☐ FLOG     ☐ GLEAM

☐ GOLF     ☐ INDENT   ☐ JAIL     ☐ LOSS

☐ LOUD     ☐ NAPKIN   ☐ NARRATE  ☐ NEVER

☐ PACT     ☐ POPULAR  ☐ POWER    ☐ REALLY

☐ RESEND   ☐ SHARE    ☐ SOUND    ☐ STEP

☐ SUMMON   ☐ TAIL     ☐ TEACH    ☐ WHALE

# Word Search Puzzle 57.

```
O Z M I U L N F J N S G G Y J J
W K R J Q L E K S F B A N D B H
P Y C E T U E G N A G R I N D E
H H E I A F U G A R P L A C E T
T L K R S P Q Z E T G C O H R Y
E Z Y E E B P W B H L S L S T S
E Y R A W H R L U E U P A E T T
M T E E R D T U Y R C A S H R A
B H N R U T J L S P V D Z S E O
V G N E B S B Z T H T E F U H P
C U I D B W E N T G C H B B T G
K A D I E K R Z D G T R R U O O
S N E C R H I P P O P R I E K O
A W R E F K Y C T L Z A I B E D
L W C D C Y J G N I W T Z C R G
F S U T N A U R T G Y Z J B K J
```

☐ BAND    ☐ BEANS    ☐ BIRCH    ☐ BRUSH

☐ BUSHES    ☐ DECIDE    ☐ DINNER    ☐ FARTHER

☐ FLASK    ☐ FULL    ☐ GOOD    ☐ GRIND

☐ HIPPO    ☐ MEET    ☐ NAUGHTY    ☐ OATS

☐ OTHER    ☐ PLACE    ☐ QUEEN    ☐ REAPPLY

☐ RUBBER    ☐ SICK    ☐ SPADE    ☐ THERE

☐ THREE    ☐ TRICK    ☐ TRUANT    ☐ TWIN

# Word Search Puzzle 58.

```
J L K K E E K A W A J S U U P J P
N T S S O R C C P U P L O V J R
P Z C P D P F P R O Z C B R S I
M H E U S H R I E H T F J A L Z
P O N R D M E S A G R R E D O E
A U R H O O M T P U H O C O O F
L J E F C S R E Y O B W T S T E
E E K F R I B P S T R N D I I R
N B O H D M K E Z S B M K V H M
O E P B I I T P H G T B T C F E
I L Q U S L U F L T R H C K N N
T P E I T A K V G F A O G Z R T
O M M L I R C L G V T E C I H F
N I O T L F I D A I S Y R E S Z
W D H E L W H T A E S A F B R A
M C V F B W T H A N G G J J U L
```

| | | | |
|---|---|---|---|
| ☐ AWAKE | ☐ BREATHE | ☐ BUILT | ☐ CROSS |
| ☐ DAISY | ☐ DIMPLE | ☐ DISTILL | ☐ FERMENT |
| ☐ FROWN | ☐ GROCER | ☐ HANG | ☐ HOME |
| ☐ MESS | ☐ NOTION | ☐ OBJECT | ☐ PALE |
| ☐ POKER | ☐ PRIZE | ☐ PRODUCT | ☐ SEAT |
| ☐ SIGHT | ☐ SIMILAR | ☐ SODA | ☐ THEIR |
| ☐ THICK | ☐ TOOL | ☐ TOUGH | ☐ ZERO |

# Word Search Puzzle 59.

```
T C Z S T E P Q S E E N F R V J
Y V G W O F C R B G P S B E F E
P B U S Y F G E W D O G E V K V
E R E P A I B G H L C T S O E D
E A T L E L R N W N U B L L S L
H N R B L E T I A Z Z M A C T W
S A I R R T S F A R C H F R O M
D M M A A W E I G H A E S Z P T
J E M N O B S V T S N Y W O P H
B R E C R V K O I E W V Z J E C
Q I D H L R I B E R A E R F D A
K F T W L B N E D T D M E T W E
W Z N B D J O O N R S N U T Z L
Z S I I H E N T R Y N G A D D L
E W L O H T S A L B G T W E D A
P P L L R E W O T N O T E S B W
```

| | | | |
|---|---|---|---|
| ☐ARCH | ☐BEAN | ☐BELL | ☐BLAST |
| ☐BRANCH | ☐CLOVER | ☐COPE | ☐DRIVE |
| ☐EACH | ☐ENTRY | ☐FALSE | ☐FINGER |
| ☐FIREMAN | ☐LINT | ☐NOTES | ☐PETS |
| ☐ROAR | ☐SALT | ☐SEEP | ☐SHEEP |
| ☐SKIN | ☐STOPPED | ☐SWEET | ☐TEAM |
| ☐TOWER | ☐TRIMMED | ☐WALL | ☐WEIGH |

# Word Search Puzzle 60.

```
W E Z T L Z F A K E Z U C W H T
O T S Y H S E S O H C S A P E T
S T I I Y I T Q K R A P Z D L Q
J Y E R V Q P L A N T E D S L C
S S E E G L H B E G I N T P O H
F G Q R F S A K N A R E E I U A
C A M E Y F O I J S P K N H N N
O R W T K W G O C F L I A C D G
U B Y R P Z Z Y N E Z L L D E E
R Y U O R Y V M T S P A P I R T
T S P P Z C M W Y E G S Z S G O
Q D D O H T E M N U I I B J O O
A B H Q E D A J Q M Q U P A E Y
L I R D N E T F S R U O Q A M E
G Z S C I I U B L O O M H T I Z
O Q G Z S N G N Z V V Y F Z D S
```

| | | | |
|---|---|---|---|
| ☐ ALIKE | ☐ BEGIN | ☐ BLOOM | ☐ CHANGE |
| ☐ CHIPS | ☐ CHOSE | ☐ COURT | ☐ DIME |
| ☐ FAKE | ☐ FEET | ☐ GARB | ☐ GRIT |
| ☐ HELLO | ☐ JADE | ☐ METHOD | ☐ OURS |
| ☐ PARK | ☐ PIGS | ☐ PLANET | ☐ PLANTED |
| ☐ PORTER | ☐ QUIET | ☐ RANK | ☐ SOON |
| ☐ SPECIAL | ☐ TENDRIL | ☐ UNDERGO | ☐ VISE |

# Word Search Puzzle 61.

```
J W Q E D B F M L O W E A R S J
M U P C N D E F A M E D Z W J R
Q A S W U K H N E S C A N T S M
E N H T O F Y B F G L S B C R O
G A V C P C N F Q U E H S E E M
F T Q H T P N K C B V H W F I U
C I E Y Q I T O A P E Z E R R Z
H O L L G D E E O K R K E E G Z
I N G Y C A Z N S L R C K P N L
C S G W O L E B I U L C Z O A E
K H U V B E R A B W A A P P U Q
E A J B B W T O R E S C B O W V
N V Z D L U O H S M Z G E A A C
B E C W E D E F R O C K Q B K S
Y L L A R U P S J V H B J D A Z
T R I H S I R L A D Y B U G N U
```

☐ANGRIER  ☐BALLOON  ☐BARE  ☐BECAUSE

☐BELOW  ☐BUGS  ☐CHICKEN  ☐CLEVER

☐COBBLE  ☐DASH  ☐DEFAME  ☐FROCK

☐ITCH  ☐JUGGLE  ☐JUST  ☐LADYBUG

☐MUZZLE  ☐NATION  ☐PERFECT  ☐POUND

☐RALLY  ☐SHAVE  ☐SHIRT  ☐SHOULD

☐SWINE  ☐TORE  ☐WEAR  ☐WEEK

# Word Search Puzzle 62.

```
A K S H A D Z F U L H U N C H A
P S E S R O W J P Q S R A T O G
I P R D Z E D Y H A O E K A I R
E U I A E O N C E F M A E M S U
C V Q C M P J B O E E M N J T E
E O J M K A P E N E E S I U E C
Q E T Q W N W E F D V Y H K M N
A A P G S N F A T I G O C C A I
S T I B T U M N I S Q D A Q R M
S G D V O A O R T T M V M O F N
B O J I M L Q P G S P B S D L S
E N G G A E O P S H U I L C A T
T E U N C K M H B L K R R A W O
A B S I H Y R V R H A R A T B L
K A T E F M F L A P E S I V S E
S W N B L D T H I N O L T Z T C
```

☐ANNUAL   ☐APIECE   ☐BEING   ☐BITS

☐BLAB   ☐FLAP   ☐FLAW   ☐FRAME

☐GONE   ☐GUST   ☐HOIST   ☐HUNCH

☐MACHINE   ☐MARS   ☐MINCE   ☐ONCE

☐PICK   ☐RUST   ☐SEEN   ☐SKATE

☐SOME   ☐STEPPED   ☐STOLE   ☐STOMACH

☐STRIP   ☐THIN   ☐WAIT   ☐WORSE

# Word Search Puzzle 63.

```
N O S S E L F L G C Z J R K H U
V W E G N A L F D U N C L E T R
Z E E L A M A O Z Y P M L L L Y
O E P C C W R H J Q I B F B F K
Q O A O N I E N Q S N E S U W Z
C H N I H O C K T S S N R O P T
C S S G O I S I A A L O E R V I
M W P A C U N L T R W U M T C T
Y H E R D H B T A B R G I B R L
H A E B R W H A T S E H N D B E
R M D A E A B N S J P S D G F B
E M L G T W J S S M P L I D N E
V E O E T P P W H F U E Y T E D
R R O D A B H E U B S E D X Z S
E R T O P E V R N G Z P S E O S
S J S U U B G G H T Z C H N D Y
```

| | | | |
|---|---|---|---|
| ☐ALSO | ☐ANSWER | ☐BEDS | ☐BRASS |
| ☐DOZEN | ☐ENOUGH | ☐FLANGE | ☐GARBAGE |
| ☐HAMMER | ☐HATS | ☐HINT | ☐HOPE |
| ☐ICICLE | ☐LESSON | ☐MALE | ☐NEXT |
| ☐PATTER | ☐PINS | ☐REMIND | ☐SERVE |
| ☐SHOE | ☐SLEEP | ☐SPEED | ☐STOOL |
| ☐SUPPER | ☐TITLE | ☐TROUBLE | ☐UNCLE |

# Word Search Puzzle 64.

```
K R U O L F Y P G Y M Z Z F Z Z
R M O E Z A L B P R G L Z O J E
K Y E C C O A C H U C Q J C B H
M G C N T Y H R E F Z G W C Z Y
Y A E Y T O G P G A L A R M A S
B T N Y A I B Q Q V O U N L E P
U E T A T T O E W T K C A O E E
R H O C C S S N R W Y P M G F N
E H N L A I Z V Q I S V O E C D
G O N D R C B J I S L L W T C E
A F A K E H C J T T L L W S H I
M F C C V O T S R D I A K A S T
I I I A O R O L A N R U B O U E
S C S U R E G V I G G Q R R L M
K E T Q F T K F N R G S C U B E
V D T V G P P L U S P R I M E R
```

- ☐ ALARM
- ☐ BLAZE
- ☐ BLUSH
- ☐ CANNOT
- ☐ CENT
- ☐ CHORE
- ☐ COACH
- ☐ FLOUR
- ☐ FURY
- ☐ GATE
- ☐ GRILL
- ☐ IMAGE
- ☐ ITEM
- ☐ MENTION
- ☐ OCTOBER
- ☐ OFFICE
- ☐ OVERACT
- ☐ PLUS
- ☐ PRIME
- ☐ QUACK
- ☐ ROAST
- ☐ RUBY
- ☐ SPEND
- ☐ SQUALL
- ☐ STAY
- ☐ TRAIN
- ☐ TWIST
- ☐ WOMAN

# Word Search Puzzle 65.

```
C L L F E L P U O C C A B I N Z
B O E A N N E M O W O E Y R M Q
Z P M A K S P E E C H G Y C O E
R D I M N D H P C W J D Z L P F
W J A R U Y Y T M S E E F Z P W
H S U R D N D C C P U T E N E G
E J T D B T E D E E L B R Z D S
A B C R I C N R I D G Z A I M M
G Y I A I V T A E G P N P U A E
A R T W H E L P I G T R M Q E A
I G B O B R Q B N L A E O Q S R
N N Z T E C H N H N H L C H J Y
S A S E Y W L J I Y A C E J O T
T U B Y F U S E F U L V A W A G
U S S N I J Z T U K E B N E E W
G Y N I A R T S P F Z S W W P N
```

- ☐ AGAINST
- ☐ ANGRY
- ☐ BEER
- ☐ CABIN
- ☐ COMMUNE
- ☐ COMPARE
- ☐ COUPLE
- ☐ DRIP
- ☐ EDGE
- ☐ GIDDY
- ☐ GLUE
- ☐ HELP
- ☐ LEAN
- ☐ MOPPED
- ☐ NAIL
- ☐ OCEAN
- ☐ PEACH
- ☐ QUIZ
- ☐ REGALE
- ☐ RUSH
- ☐ SEAM
- ☐ SMEAR
- ☐ SPED
- ☐ SPEECH
- ☐ STRAIN
- ☐ TOWARD
- ☐ USEFUL
- ☐ WOMEN

# Word Search Puzzle 66.

```
U T L E B D K S G O D J D E Q U
T W F T B R T M N O Q H A S O L
H I L L A I T Z T E S T Y E N C
A T E I A B I N U Y S D D E A E
T C D C K T M S H I P L Z G I R
P H E P H A T F R E E D O M P Z
Q R G E A O B E M R E G Z Q S C
L O G E B U I L R D P S A O D G
R Z A T R Z H U E Y A S T J J Z
E O R S E E O G Y N D P G R Q P
M C N T M N B U D T W U Z J V H
U B T H I O W L D S R E T Z K D
L G B E T R D L Y J L A G S A Z
F M B Z W D H B L E A R V D I J
U K C I H C D U H S Z Z N E E L
Q T Q E K O P L T Z U O J G L L
```

| | | | |
|---|---|---|---|
| ☐ BELT | ☐ BIRD | ☐ BLEAR | ☐ CHICK |
| ☐ DOGS | ☐ DRONE | ☐ ECHO | ☐ FLATTER |
| ☐ FLUME | ☐ FREEDOM | ☐ GEESE | ☐ GERM |
| ☐ GULL | ☐ LEDGE | ☐ LIKABLE | ☐ MITT |
| ☐ PIANO | ☐ POKE | ☐ RAGGED | ☐ SHIP |
| ☐ STEEP | ☐ STUDY | ☐ TESTY | ☐ THAT |
| ☐ TIMER | ☐ TRAVEL | ☐ ULCER | ☐ WITCH |

# Word Search Puzzle 67.

```
K Z P U I H R H M A S H H K C A
M N O T G W P S E W C O C H R T
E J O A P O L O N E R U N Z A L
A P N B T Y L U T V E R I S F A
N R E L R H Q T A I A Y F N T S
S E R J E Y E H L G M D Z D A J
U S I D K T T G W A I T I N G V
G E U W E Z T P A Q G Q F S D W
F N Q S N A P E M L E L N Y S D
Z T E R C T K B R E L S T E W I
E I R Z Q B P G L E D E D C E S
R N E D D U S W R M D E R R Z K
O Y D A E R L A F U S N A Y L O
N D E T I S I V Q H H Z I D O M
G N R B G R E M A R K W P C G I
I R U P C J S C I E N C E W B V
```

| | | | |
|---|---|---|---|
| ☐ ALREADY | ☐ ATLAS | ☐ CINDER | ☐ CRAFT |
| ☐ DEAD | ☐ DISK | ☐ EMPTY | ☐ FINCH |
| ☐ GALLERY | ☐ GIVE | ☐ HOUR | ☐ IGNORE |
| ☐ KNOB | ☐ LETTER | ☐ MEANS | ☐ MENTAL |
| ☐ OATH | ☐ PRESENT | ☐ REMARK | ☐ REQUIRE |
| ☐ SCIENCE | ☐ SCREAM | ☐ SNAP | ☐ SOUTH |
| ☐ STEW | ☐ SUDDEN | ☐ VISITED | ☐ WAITING |

# Word Search Puzzle 68.

```
C F R B L L Z C W I Z W J I R C
O Y E R Y H R Z O E P O M K R C
M I U M Z M T V D M R R I C E W
E T J R A B U E O U I R R A F H
S A K E I L B Y O P D A T N F D
K L R S S A E S R S E N J S I O
M E O I A N F P A N D A Y A D Z
A Q C M N S I X S Q L E P U Y U
G F R O P H M O O S G E T D F Z
S E A R F O A J C B E V Z I T S
E G C P J E R J N R L T V O L C
L A K G T S E S I W T I S E W E
A L E N I J J G Z V C R A O T V
T L R L D B S M E M N V A M H V
E I D O C H E S T F Q E W T H Z
P V E E N O B A D O C T O R S F
```

| | | | |
|---|---|---|---|
| ☐ AUDIO | ☐ BONE | ☐ CHEST | ☐ COINS |
| ☐ COME | ☐ CORK | ☐ CRACKER | ☐ DIFFER |
| ☐ DOCTOR | ☐ DOOR | ☐ ELATE | ☐ FAIR |
| ☐ FEMALE | ☐ HOSTESS | ☐ MAILBOX | ☐ NARROW |
| ☐ PANDA | ☐ PROMISE | ☐ RIDE | ☐ SHOES |
| ☐ SNACK | ☐ SPUME | ☐ START | ☐ TALE |
| ☐ TRIM | ☐ TUBE | ☐ VILLAGE | ☐ WISE |

# Word Search Puzzle 69.

```
H Z P I H J E A N S R E G A L V
C H B E R I T S C S G N Q F W Z
T G I E C F I N E F N K K H E Y
I P R K N L A N E P I H G P H M
D V Q O N L O O U N L R Y E C A
P R S K U A I J R R I E Y Y W T
Y S E U U N R S Q O A D F V R T
N L H D D A D H T G S N S Y N E
Y T C D E Z Y S S D C U T T E R
V U N E E N K P T M R L E I D H
N R I Q P C Z T T U E B A P R C
H K D W E K L H A H M K D R A N
T E N S A C I G O H V P I W G I
C Y O G Z O B I L S J D R R U P
O P F D Y L U T F A B T V L T E
D R A E B C P G H C S P P H M S
```

| | | | |
|---|---|---|---|
| ☐ BEARD | ☐ BLUNDER | ☐ CASH | ☐ CHEW |
| ☐ CLOCK | ☐ DEEP | ☐ DITCH | ☐ ENLIST |
| ☐ FINE | ☐ FLOAT | ☐ GARDEN | ☐ GROUND |
| ☐ INCH | ☐ INCHES | ☐ JEANS | ☐ KNEE |
| ☐ MATTER | ☐ PENAL | ☐ PITY | ☐ POSE |
| ☐ REGAL | ☐ SAILING | ☐ SHRANK | ☐ STEAD |
| ☐ STRIKE | ☐ STUMP | ☐ TIGHT | ☐ TURKEY |

# Word Search Puzzle 70.

```
C K E R A K E U M A R K E T Y U
G L O Z J E Q M L I A S A Z Y O
E R O O O K S T A R K P L O T N
C J A U T A I D E P U B L I C K
V U E Y D T S G J N W G B U Q S
H E P A T S G J W O N Z P S Z A
O A V M C I R L D S U R E L Y Y
O R Z R I M H I O E X P E C T S
D Z V D E T E W N R K N E E S E
R E F F U S R H A C Y Y C H K X
N S F D M V A P G K L G Z C I P
T H G I N P H N V G E U Y R H L
S N M K Z C O L O R O S D A B A
H Z R E T T I R F U F N H E S I
G D O E G R I P Y K N M D S J N
K B V C B V F R I Z Z S J Q W K
```

| | | | |
|---|---|---|---|
| ☐ CLOUD | ☐ COLOR | ☐ EXPECT | ☐ EXPLAIN |
| ☐ FRITTER | ☐ FRIZZ | ☐ GLORY | ☐ GRAY |
| ☐ GRIP | ☐ HARE | ☐ HOOD | ☐ INCLUDE |
| ☐ KNEES | ☐ MARKET | ☐ MISTAKE | ☐ NIGHT |
| ☐ PLOT | ☐ PUBLIC | ☐ RAKE | ☐ SAIL |
| ☐ SAYS | ☐ SEARCH | ☐ STARK | ☐ SUFFER |
| ☐ SURELY | ☐ TAPE | ☐ TOOK | ☐ WAKE |

# Word Search Puzzle 71.

```
P M E I W K V N E T T U F N Q B
R Y E Z K R C S L E S J F J J E
A T E E Q O L O L F D L U A D E
C Z Z N M F K N D Z N E T W U N
R H Y W O A E S N J A A I N T H
E K K C E M L F E D H R U I H A
G H R Z Y N N F E D F N R N O N
U S A H A F O W D V D Z F G U D
L E L O W N W R O A B A E Z G T
A C J T F L L O H N C S T I H R
R U R D L A T C D T K H R T T A
Q R E E A T O A T P R N O M N D
K E M M H H Y R H M Z O U K H E
Z V M E N E S D A L B Q O R E D
Q M U E M R I I N R I Q H T S K
E H S S J Z J H E L P E D Z C W
```

| | | | |
|---|---|---|---|
| ☐ AWNING | ☐ BEEN | ☐ CARD | ☐ CHOKE |
| ☐ FLAME | ☐ FORK | ☐ FRUIT | ☐ HALFWAY |
| ☐ HAND | ☐ HANDS | ☐ HELPED | ☐ LARK |
| ☐ LATHER | ☐ LEARN | ☐ MONEY | ☐ NEED |
| ☐ REGULAR | ☐ ROOT | ☐ SECURE | ☐ SEEMED |
| ☐ SONS | ☐ SUMMER | ☐ THAN | ☐ THOUGHT |
| ☐ THRONE | ☐ TOYS | ☐ TRADE | ☐ UNKNOWN |

# Word Search Puzzle 72.

```
K O A T D U O L A M H G Y V U S
O N W H H S Z N R S E E D O C P
T F O T C P L Y S Y O B I Z N A
N T O C S R P R O T E C T H W T
A S D N K E F A N S D B N P O U
L M P L D J O Q Z N D S I G R L
O O U E S A T D R A U S L A H A
O T Z B K I R T S Z C I O N T G
C H S E N J R K I N K M A C Z E
Z L I R I U J P H M A G C T C M
L P G S R T R V Z F E K K Z O O
B T N T D A Y Z N U I L E O P C
Y Q A A O L B F Z I F L E Q T E
D M L R F K C Q V L L A L W B B
I B U K G C S T A R C H A E O H
T T F P P T H E S E D H G I T T
```

- [ ] ALOUD
- [ ] BECOME
- [ ] BOYS
- [ ] COOLANT
- [ ] DARK
- [ ] DOES
- [ ] DRINK
- [ ] DUCK
- [ ] FANS
- [ ] FILLET
- [ ] KNOCK
- [ ] MISS
- [ ] MOTH
- [ ] PROTECT
- [ ] RATS
- [ ] REBEL
- [ ] SEED
- [ ] SIGNAL
- [ ] SNAKE
- [ ] SPATULA
- [ ] STARCH
- [ ] TALK
- [ ] THESE
- [ ] THROWN
- [ ] TIDY
- [ ] TIME
- [ ] TOWEL
- [ ] WOOD

# Word Search Puzzle 73.

```
T Z E L L T A U G H T I R S V Y
D H E M K C O V E R G E E H N T
H R E A K S T I R W N D D A V M
M K U Y R B E C O C I U R L P A
D C O D L L E T T I W R U L C G
Y I Z N D R Y P P T S D M O P N
L R S N C E L K A C D O B W R I
R B T C F Y R L C A A C R F I H
A C U I S A N K I T L L B Z C T
E E N R H D R U M R G C C C E O
N D G C C T K O V F N F R U Q N
H H H L R J F O O H M H E W W A
S J W E O K Y B Z Q L U T A H O
V U P K T W Y K O F Z N L N R L
E R E L T U C Z P T M V N L E U
N M H I R J R M R A P W G W Y T
```

- [ ] BRICK
- [ ] CAPTOR
- [ ] CIRCLE
- [ ] COVER
- [ ] CUTLER
- [ ] DRUM
- [ ] EARLY
- [ ] FEAR
- [ ] GLAD
- [ ] HOOF
- [ ] MULL
- [ ] MURDER
- [ ] NEARLY
- [ ] NOTHING
- [ ] PRICE
- [ ] RILL
- [ ] RUDDER
- [ ] RUDE
- [ ] SANK
- [ ] SHALLOW
- [ ] STIR
- [ ] STUNG
- [ ] SWING
- [ ] TACTIC
- [ ] TAUGHT
- [ ] TENTH
- [ ] THEY
- [ ] TORCH

# Word Search Puzzle 74.

```
E T R O P P U S N I L L Q Q D N
S D T Z F J E S B L E W F P D J
I E S H J N E N G F Y Q B W O A
B B R E Y R G U A R O U N D P M
H Y E O E S P R Z V L L K Y I F
S A T E K M L F C N P L T K H A
I M U A O F F E Y O M I U O T T
N I R R P B N R E O E K D P R E
I L N N S O I K O V N S A A A M
F G K O C N C A N N E D L R M K
Q E L Z Z I S R V R T D A C P J
L T G E L O L L F A N R S S L J
A A S S U F I F T H Y A E C E B
K T Y Y V E F A H S S W O N T S
E S P P C C R V Z Z B A H M O H
D E M Z Z R P R U D E N T H M D
```

| | | | |
|---|---|---|---|
| ☐ AROUND | ☐ AWARD | ☐ BLEW | ☐ DONE |
| ☐ EARN | ☐ EMPLOY | ☐ ESTATE | ☐ FATE |
| ☐ FIFTH | ☐ FINISH | ☐ FRONT | ☐ LAKE |
| ☐ MAYBE | ☐ MOAN | ☐ MOTEL | ☐ PRUDENT |
| ☐ RETURN | ☐ RUNS | ☐ SALAD | ☐ SCRAP |
| ☐ SEEM | ☐ SIZZLE | ☐ SKILL | ☐ SLEEVE |
| ☐ SLICK | ☐ SPOKE | ☐ SUPPORT | ☐ TRAMPLE |

# Word Search Puzzle 75.

```
W N U G R W L T V P D Z W B J K
Y A W B U S S A L G H R U G T T
T J S L J V Z G T G Z L N I Z O
S P P H I L A S T V Q O M B G G
D Y G L C R Q T N E W E T E I G
I F P E A R P N Z Q E I N D V A
M H E Y Z N O A M M N C J R E M
F L T Z G E O R R O J Z O N L
S A R E L I T A K Y T K T O E Y
P N O D V I L C S W E P M M Q B
M D L Y U L K D V R O K S Y T R
E L E Z I E L I M E I R N Z U O
A H N P A V B L E N D C K O V K
N R N Z W U A C T O R N E E M E
M M U Q D E E L B Y L E G T R R
A L F T Q U H N J U K U E Z P O
```

| | | | |
|---|---|---|---|
| ☐ ACTOR | ☐ APRIL | ☐ BEDROOM | ☐ BLEED |
| ☐ BLEND | ☐ BROKER | ☐ CROOK | ☐ EMIT |
| ☐ FUNNEL | ☐ GIVEN | ☐ GLASS | ☐ LAND |
| ☐ LAST | ☐ MAGGOT | ☐ MEAN | ☐ MIDST |
| ☐ MILE | ☐ MONKEY | ☐ PETROL | ☐ PILLAR |
| ☐ PLANE | ☐ RICE | ☐ SUBWAY | ☐ TILE |
| ☐ TONE | ☐ WASH | ☐ WENT | ☐ WORKER |

# Word Search Puzzle 76.

```
M Y H Q Z B P F H N T Z Z E G P
T N K O E E W G L Y E U A R O P
N E I H V A V P E A R S O S W R
I M N S Z T I M M O V I E U M E
T A S I U E L L E Y R Z A C L A
I R S N D O L D R H D T S R E C
E B P U Y H C O J E S T K I T H
W L S P Z G C G R L S P T C O Z
R E I R B R Z U F C C Z L K H E
E M Y H A P Y S M E L B E B J K
E Y N N S U J Y Q R E A N S U A
N R L B E S T H F F A B W H M T
O H M J M H L L I H C I K O T Z
C G U N A Y D N A H L I N O F A
M O L Q N E N I H S Y H N K L I
I W P E J G G F R F Z N D Z P M
```

- [ ] BASEMAN
- [ ] BEAT
- [ ] BEEF
- [ ] BRIER
- [ ] CHILL
- [ ] CIRCUS
- [ ] CLAW
- [ ] CONE
- [ ] COUSIN
- [ ] DINE
- [ ] EARS
- [ ] HANDY
- [ ] HOTEL
- [ ] JEST
- [ ] MARBLE
- [ ] MOVIE
- [ ] MUCH
- [ ] PLUM
- [ ] PREACH
- [ ] PUNISH
- [ ] PUSH
- [ ] RAIN
- [ ] ROLE
- [ ] SHINE
- [ ] SHOOK
- [ ] TAKE
- [ ] TINT
- [ ] YELL

# Word Search Puzzle 77.

```
L  T  H  C  T  O  B  N  W  H  C  R  S  Y  M  R
T  S  Z  K  C  A  B  I  H  J  A  E  A  A  W  J
I  R  O  E  T  L  L  E  P  S  R  P  N  O  V  T
N  E  S  L  V  I  N  G  O  R  E  P  D  P  E  O
S  T  G  W  D  E  L  L  A  H  O  O  Y  A  R  Z
N  A  P  S  E  A  R  J  Z  F  F  C  O  C  U  R
A  L  A  M  M  E  N  L  F  U  Q  F  O  K  T  M
I  W  C  R  T  Q  P  Y  L  C  F  Z  P  G  A  A
L  H  B  G  C  Y  K  L  T  I  I  Y  K  O  N  K
P  W  U  L  I  C  N  E  P  I  F  O  Z  O  H  I
P  M  H  M  P  L  J  N  Z  A  M  R  W  S  L  N
Z  U  S  K  E  I  U  O  W  U  V  E  O  E  U  G
G  O  T  P  D  F  C  O  M  M  A  E  U  O  C  W
T  U  N  O  D  T  M  N  R  U  T  S  N  H  F  U
Z  J  R  A  Q  U  I  Y  C  U  N  U  Y  U  F  Z
L  W  K  E  P  I  P  H  F  K  I  O  P  Z  E  F
```

| | | | |
|---|---|---|---|
| ☐ ANYTIME | ☐ AVENUE | ☐ BACK | ☐ BOTCH |
| ☐ CARE | ☐ COMMA | ☐ COPPER | ☐ DEPICT |
| ☐ DONUT | ☐ EVER | ☐ FILL | ☐ GOOSE |
| ☐ HALL | ☐ HUBCAP | ☐ LATER | ☐ LIFT |
| ☐ MAKING | ☐ NATURE | ☐ PACK | ☐ PENCIL |
| ☐ PIPE | ☐ ROOF | ☐ SANDY | ☐ SNAIL |
| ☐ SOLD | ☐ SPELL | ☐ SWEEP | ☐ TURN |

# Word Search Puzzle 78.

```
T H H M F C A P S Z F D A Y S I
V W R L D F C F A R M T I Z N C
U L O E G U Y D E V T Z A V K I
C P E K A T K W T S T A G E Q J
I W M D E D G W A I C D Q W M T
R U U M A L Y S D Y G E L I P A
E Q F E S W I E P I H D Q N I E
E C M T U O N H L G T V D G N R
L H R H R N P M W O T N S F T G
T S M I I D F P R B E N T I E P
S I N R V E A O S N U R D R I E
U L L D L R C T B B E C C E Q P
R R M L U E A S M A D H K D P P
B I Q Y Y F L H O F O O T E A E
S G Y Z B P M D C T L M H M T R
E Z A R C I D N R U B M G Q F D
```

- ☐ BUCKET
- ☐ BURN
- ☐ CALM
- ☐ CAPS
- ☐ COMB
- ☐ CRAZE
- ☐ CREOLE
- ☐ DATE
- ☐ DAWN
- ☐ DAYS
- ☐ FARM
- ☐ FIRED
- ☐ FUME
- ☐ GIRLISH
- ☐ GREAT
- ☐ PEPPER
- ☐ PINT
- ☐ READY
- ☐ RUSTLE
- ☐ STAGE
- ☐ STOP
- ☐ THEN
- ☐ THIRDLY
- ☐ VIRUS
- ☐ WHILE
- ☐ WING
- ☐ WOKE
- ☐ WONDER

# Word Search Puzzle 79.

```
R Q I V N V L G I R L I S H Z Q
V S K T N E W F I R E D Z V Q E
G I T F Q E G A T S U R R Z Z E
G Y R O U V W G Z H S R T O Y T
M L L U P M M L E O P F E F E A
R D J C S D E P K F A E K D Z D
A R K C N W A D P Q C K C C A U
F I N R G B R Y R M P O U S R W
S H Q R Z H Z E S H I W B F C F
Y T Z U E I A R P E N Z R R L E
C H E S G D G E W P T W Y O F L
B E L T Y B R D Q V E B I U J O
A N I L O U E N T G Y P M N Z E
H W H E U R A O O R D G P O G R
H C W U L N T W Z S V Z A W C C
Z F W Q W M R K M C A L M Y F R
```

- [ ] BUCKET
- [ ] BURN
- [ ] CALM
- [ ] CAPS
- [ ] COMB
- [ ] CRAZE
- [ ] CREOLE
- [ ] DATE
- [ ] DAWN
- [ ] DAYS
- [ ] FARM
- [ ] FIRED
- [ ] FUME
- [ ] GIRLISH
- [ ] GREAT
- [ ] PEPPER
- [ ] PINT
- [ ] READY
- [ ] RUSTLE
- [ ] STAGE
- [ ] STOP
- [ ] THEN
- [ ] THIRDLY
- [ ] VIRUS
- [ ] WHILE
- [ ] WING
- [ ] WOKE
- [ ] WONDER

# Word Search Puzzle 80.

```
Z E C M Q E D B U R N Z R R J V
T Q L M Z C S C Q M O Q E U Z W
H F R O P J K E T A D P A S T S
I O U E E O P I N T L W D T A U
R V S M P R Z I Z Z H O Y L E G
D G L C E P C H I T S N W E R I
L D T F T M E D G T P D O T G R
Y L J T E A R P E R A E K B N L
S Y A D C O J A T R C R C M E I
A G M Z J Z E T F E I P A O H S
C P G N I W A E N S L F L C T H
W M Z O E P S K W E T I M O B T
T R E Z G P J C A K V A H H T Y
C Z A W K O N U D O V V G W U E
U R O N T T I B W W C O A E I K
C E S Z H S L M V S V I R U S N
```

| | | | |
|---|---|---|---|
| ☐ BUCKET | ☐ BURN | ☐ CALM | ☐ CAPS |
| ☐ COMB | ☐ CRAZE | ☐ CREOLE | ☐ DATE |
| ☐ DAWN | ☐ DAYS | ☐ FARM | ☐ FIRED |
| ☐ FUME | ☐ GIRLISH | ☐ GREAT | ☐ PEPPER |
| ☐ PINT | ☐ READY | ☐ RUSTLE | ☐ STAGE |
| ☐ STOP | ☐ THEN | ☐ THIRDLY | ☐ VIRUS |
| ☐ WHILE | ☐ WING | ☐ WOKE | ☐ WONDER |

# *How to Solve* Brain health benefits of word search puzzle solving

Your IQ may be 150 (brilliant thinker), but you will never know it if you don't exercise your brain. You may be operating your brain at the 110 IQ level (understand prices & discounts in a supermarket). Word search puzzle solving is one kind of cognitive therapy work out which is good for the brain. Word searches are fun & educational once you get the hang of how to solve them. They also bring a number of direct & indirect benefits you may not realize. Puzzle solving can play an important role in keeping you mentally fit for business, work, family and social life. Don't let anyone tell you that puzzles - word searches, word scrambles, diagonal word squares, missing letters, crosswords, Sudokus - are nothing more than mechanical amusement. Scientific studies have shown that word search puzzle solving can help improve short term memory, attention, pattern recognition, vocabulary, and overall mental sharpness.Solving word puzzles has immeasurable benefits in everyday life, and those benefits extend well beyond the following list.

## *Benefits of Solving Word Search Puzzles*

- A  fun way to keep you mentally active and fit

- Improved word power and vocabulary

- Effortless educational spelling exercise

- A great way to expand the vocabulary; learn words and spelling in English

- An enjoyable & challenging word game puzzle for people with dyslexia

- Apply puzzle solving methods to be used for real life problems

- Word search puzzle solving accentuate pattern recognition, a key cognitive function of the brain to create meaning, order & rules from often confusing data around us

- ➢ Enhanced pattern recognition skills are useful in driving an automobile, analyzing stock market data, dealing with information overload and many other areas of daily life

- ➢ Smartphone Charging Stations or expensive batteries are not required

- ➢ A fun activity which can be done by a couple or two family members to solve the word search puzzle together

- ➢ Group competition for fastest solution can be setup by duplicating a page or cutting out pages from the book for each person in the game

- ➢ Easy on the pocket, portable -airline travel, cruise ship, beach, camping, waiting room - entertainment

- ➢ Our brains reward us with a surge of dopamine (specialized brain cell - reward molecule) when we find a word which in turn will keep us motivated in other areas of our everyday lives

- ➢ The AARP, the Alzheimer's Association & American Parkinson Disease Association recommend that puzzle solving  should be part of a brain healthy lifestyle

## *Strategy One: Scan in each row, column & diagonal*

This method is well-organized and guarantees finding all words in the puzzle. You don't leave anything to chance; you cover each row, column & diagonal methodically. If a word list is not provided with the puzzle, this is the only method to find the words. You may use a finger, smart phone/smart tablet stylus pen, a retracted ball-point pen or the non-writing end of regular pen or pencil to help guide your search. You may also use a ruler to focus on the current row, column or diagonal. When you find a word, circle it or mark it with a highlighter pen. Also checkmark the word found on the provided word list if any. Here is the full scanning method:

- Start at the top row of the grid, and look from left to right in each row
- Do it again from the bottom right to top row, finding words placed backwards horizontally
- Start at the left column, and look from top to bottom in each column
- Do it again from the right column, finding words bottom to top  placed backwards vertically
- Start looking for diagonally placed words from top left corner, first looking from top to bottom in each upper-left to lower-right diagonal, then bottom to top finding words placed backwards diagonally
- Finally go through looking for diagonally placed words in the same manner from top right corner, first looking from top to bottom in each top right to bottom left diagonal, then bottom to top finding words placed backwards diagonally

## Strategy Two: Search word by word

You may enjoy the casual searching strategy more if you find the methodical grid scan above boring. The word by word search strategy however is typically slower than the full puzzle grid scan. You select a word from the list and scan the puzzle to find the word left to right, right to left, top down, down up, and on the diagonals forward and backward. Occasionally, you may get stuck and cannot find a word, then you can be methodical and start from top left of the puzzle grid and look for every occurrence of the first letter of that word in the grid, then move out from that letter in all directions – left, right, up, down, diagonally up & down (eight surrounding letters) - until you discover the letter that is part of that word.

Helpful word finds tips:

> Search for less-frequent letters in the English language, such as W, Y, B, V, K, X, J, Q, or Z

> Search the puzzle grid for double letters in a list word, such as LL, SS, EE, FF, OO, MM, TT, ZZ, NN, II, RR, DD, GG, or BB

> Start with the longer words, they are easier to spot

> Look for round & easy to spot letters, especially O, D, Q, U, X, and Z

> If you don't find a word forward, try the reverse e.g. NODNOL for LONDON

> Checkmark the words on the provided word list as you find them

This book has wide inner margins for easier readability. You may cut out a page for convenient puzzle solving on a flat surface.

Have fun, get smarter, be successful and achieve your God-given IQ potential!

9 781974 176496